암예방 100문100답

국가암관리사업본부 암예방사업과 편저

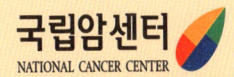

추천사

암 진단을 받는 사람이 꾸준히 증가하고 있습니다. 1999년에 암 등록 사업을 시작한 우리나라에서 지난 10년 사이에 연간 암 발생자 수가 약 2배로 늘어나, 2010년 한 해에만 20만 명을 넘어섰습니다. 이제 암은 누구에게나 일상의 주제가 되었습니다. 어떻게 해야 암에 걸리지 않을지에 대부분의 사람들이 관심을 갖게 됐고, 암 예방에 관한 자료들을 직접 찾아서 실천하고자 하는 분들도 많아졌습니다. 텔레비전 방송에도 인터넷에도 암 이야기가 넘쳐납니다.

책이나 방송 매체, 인터넷에서 암 예방에 관해 엄청나게 많은 내용을 접하지만, 이 정보들 중 어느 것이 정확한지를 판단하기는 쉽지 않습니다. 잘못된 정보에 현혹되어 따르다가는 오히려 건강을 해칠 수도 있습니다.

국립암센터는 국가암정보센터(www.cancer.go.kr)를 통하여 암을 예방하려면 어떻게 해야 하는지에 대해 많은 질문을 받고 그에 대한 상담을 제공해 오면서, 일반인들이 무엇을 궁금해 하며 흔히들 잘못 알고 있는 정보는 어떤 것인지를 두루 파악하게 되었습니다. 잘못된 상식이 얼마나 널리 퍼져 있는지를 실감했음은 물론입니다. 이에 따라 국립암센터에서 발간하는

'100문100답' 총서의 하나로 『암예방 100문100답』을 내게 되었습니다.

『암예방 100문100답』은 암 발생 위험을 높이는 여러 요인과 그에 대비하는 요령들을 과학적 근거 위에서 알기 쉽게 설명하고 있습니다. 암은 "정상적인 성장과 분화에 필요한 통제를 받지 않는 세포들의 반란"이라고 생각할 수 있습니다. 이 비유를 연장하자면, 한 사회에 정의로운 질서와 평화가 있을 때는 내란이 발생하지 않듯이, 암은 일상적 삶의 방식을 바로잡을 때 상당 부분 예방이 가능합니다. 세계보건기구(WHO)에 따르면 암의 3분의 1은 금연 등 건강한 생활습관으로 예방할 수 있고, 3분의 1은 조기검진을 통해 완치할 수 있으며, 나머지 3분의 1은 완화의료를 통한 삶의 질 향상이 가능합니다. 국립암센터가 암 예방에 축적해온 경험을 녹여 만든 이 책이 국민들의 암 예방에 큰 도움이 되어 모든 국민들이 더 행복하게 되기를 바랍니다.

— 국립암센터 원장 이진수

책머리에

　암은 우리나라 사망원인 1위의 질환입니다. 우리나라 국민들이 평균수명 81세까지 생존할 경우, 암에 걸릴 확률은 남자의 경우 44.5%로 2명 중 1명이, 여자의 경우 30.7%로 3명 중 1명이 암에 걸리는 셈입니다.
　그렇다면 암에 길릴 확률이 이렇게 높아지는 이유는 무엇일까요? 왜 암은 이렇게 증가하는 것일까요?
　많은 사람들은 스트레스가 높아서라고 대답합니다. 아니면 공해가 증가해서라고 대답하는 경우도 있고, 음식에 농약이나 비료 같은 발암물질이 섞여 있다고 대답하는 경우도 있습니다. 예전에는 암인 줄 몰랐지만 지금은 의학이 발달해서 암을 정확히 진단해서 암이 증가하는 것처럼 보인다고 대답하는 경우도 있습니다.
　스트레스가 암을 얼마나 일으키는지 알아내기가 쉽지는 않지만 적어도 일반 사람들이 생각하는 것만큼 암을 많이 일으키지는 않습니다. 실제로 암이 증가하는 가장 큰 이유는 고령화 현상입니다. 지금부터 수천 년 전, 또는 수백 년 전 인류는 결핵, 천연두, 홍역, 폐렴, 설사, 콜레라, 장티푸스, 발진티푸스에 희생되었습니다. 당시 평균수명은 30세도 채 안 되었습니다. 어릴 때 너무나 많이 희생되었기 때문입니다.

　그러나 깨끗한 물과 위생적인 식사, 예방접종, 영양개선, 항생제의 발달로 전염성 질환이 많이 해결되자 평균수명이 급증하게 되었습니다. 따라서 노인들이 많이 걸리는 암과 고혈압, 당뇨, 고지혈증, 동맥경화 등이 주된 사인으로 등장한 것입니다.

　그러나 좋은 소식도 있습니다. 60년대와 70년대에는 암은 불치병의 대명사였습니다. 암에 걸린 주인공이 죽어가는 장면은 많은 소설과 영화에서 우리의 눈물샘을 자극했습니다. 그러나 2006~2010년 발생한 암 환자의 5년 상대생존율은 64.1%로 이제는 암은 불치병이 아니라 절반 이상이 완치하는 질병이 된 것입니다.

　세계보건기구는 암의 3분의 1은 예방이 가능하고, 다른 3분의 1은 조기진단을 통해 완치가 가능하고, 나머지 3분의 1은 아직 완치는 못하지만 적절한 완화의료와 호스피스 진료를 통해 고통 없고, 평화로운 상태로 생의 마지막을 맞이할 수 있다고 말합니다.

　암에 걸렸다는 진단을 받으면 아직도 많은 사람들이 "내가 얼마나 죄가 많다고 암에 걸렸을까?" 이렇게 생각합니다. 그러나 암은 물론 죄의 결과가 아니고 생활습관이 중요합니다. 우리가 노력하는 바에 따라서 올바른 지식을 가지고 암 예방 수칙을 지켜나간다면 암을 예방도 할 수 있을 뿐 아니라, 설사 걸린다 하더라도 조기진단으로 완치율을 높여 건강한 삶을 지속할 수 있는 질환입니다. 우리는 암에 걸린 뒤 한탄할 게 아니라 암을 예방하기 위해 무엇을 할까를 고민해야 할 때입니다.

현재 암 사망 1위는 남녀 똑같이 폐암인데 폐암에 걸리지 않기 위해서는 흡연을 하지 말아야 하고, 간접흡연에 대한 노출도 줄여야 합니다. 흡연은 폐암뿐 아니라 후두암, 식도암, 위암 등 십여 종의 암을 증가시키기 때문에 폐암 이외의 암 예방에도 중요합니다.

위암을 예방하기 위해서는 짜거나 자극적인 음식을 먹지 않아야 하고, 고기를 태우지 말아야 하며, 소화성 궤양을 동반한 경우 헬리코박터균을 박멸해야 합니다. 유방암과 대장암은 육류 섭취를 줄이고, 채소를 많이 먹고, 섬유질 섭취를 늘리고, 운동을 통해 적절한 체중을 유지해야 합니다. 간암을 예방하기 위해서는 B형 간염 예방접종을 받아야 하고, 술의 섭취를 줄여야 합니다. 자궁암을 예방하기 위해서는 자궁암의 원인으로 알려진 인유두종바이러스에 대한 예방접종을 실시해야 합니다. 그러나 성관계를 이미 시작한 연령에서 예방접종의 효과에 대해서는 아직 명확한 결과가 나오지 않았습니다.

지금까지 말씀드린 암 예방만 실천한다 해도 암의 위험을 현저히 낮출 수 있습니다. 신뢰할 만한 지식과 실천 가능한 프로그램들이 아무리 많이 있어도, 스스로의 확고한 노력이 없다면 아무 소용이 없습니다. 암 자체는 이유 없이 발생하는 질병이 아닙니다. 자신의 생활습관을 돌아보고 사소하지만 나쁜 습관들부터 바로잡는 노력을 해나간다면, "난 지금껏 뭘 하고 있었지?"라고 때늦은 후회를 할 일은 없을 것입니다. 암은 더 이상 운명이 아니고, 우리가 예방할 수 있고, 조기진단을 통해 완치할 수 있는 질병입니다. 이 책은 암 예방을 위한 지침서가 될 것입니다. 감사합니다.

―국립암센터 국가암관리사업본부장 서홍관

암예방 100문100답 • 차례

추천사 2
책머리에 4

암이란 무엇인가

01　암은 왜 생기나요? 15
02　양성종양도 암입니까? 16
03　사람들이 암에 걸리는 확률은 얼마나 되지요? 17

생활습관과 암

04　흡연과 암의 관계는 어느 정도입니까? 19
05　흡연은 습관인가요, 중독인가요? 20
06　담배를 피우면 좋은 점도 있지 않나요? 21
07　남이 피우는 담배 연기가 내게 얼마나 해로울까요? 21
08　3차 흡연은 또 무엇입니까? 22
09　담배를 어떻게 끊을 수 있지요? 23
10　담배를 끊으면 우리 몸에 어떤 이득이 있나요? 24
11　하지만 금연에는 부작용이 있다면서요? 25
12　먹는 금연약에는 어떤 것이 있습니까? 27
13　니코틴 대체제란 또 무엇이지요? 28
14　전자담배는 담배보다 덜 해롭고 금연에도 도움이 되나요? 28
15　금연침이 효과가 있는지 궁금합니다. 29
16　술도 담배처럼 발암물질입니까? 30
17　똑같이 술을 마셔도 암에 더 잘 걸리는 사람이 있다던데요? 30
18　하루 한두 잔의 술은 암을 예방한다는 말이 맞나요? 31

19	폭음을 하면 암이 발생하기가 더 쉽겠지요?	31
20	술의 종류에 따라 암 발생 위험도가 다른가요?	31
21	일찍 배운 술이 암을 더 부른다는 게 사실입니까?	32
22	술자리에서 담배가 더 생각나는 까닭은 무엇일까요?	34
23	몸무게가 많이 나가면 모두 비만이라 하나요?	34
24	비만이면 암도 잘 생긴다고 하던데요?	36
25	물만 먹어도 살이 찌는 것 같은데 어떡하죠?	37
26	담배를 피우면 살이 빠지는 것 같은데요?	38
27	암 예방을 위한 운동은 어떻게 얼마만큼 해야 되지요?	38
28	집안일을 하면서 움직이는 것도 암 예방에 도움이 되나요?	39

감염과 암

29	바이러스 감염으로도 암에 걸릴 수 있다면서요?	41
30	간염에 걸리면 결국은 간암으로 발전하나요?	43
31	예방접종으로 간암을 예방할 수 있습니까?	45
32	자궁경부암을 일으키는 바이러스에 대해 더 알고 싶습니다.	46
33	자궁경부암을 예방하는 백신은 있나요?	47
34	헬리코박터균에 감염되면 위암에 잘 걸린다지요?	47
35	요구르트를 먹으면 유산균이 헬리코박터균을 없앤다던데요?	49
36	기생충 때문에 암이 생길 수도 있습니까?	50
37	암 환자와 성관계를 가지면 암이 전염될 수 있나요?	51

음식과 암

38	암을 예방하려면 어떻게 먹어야 하지요?	53
39	채소와 과일을 충분히 먹으면 암을 예방할 수 있나요?	54
40	비타민도 암을 막는 데 도움을 줍니까?	57
41	짠 음식이 안 좋은 이유는 뭔가요?	58

42	고기를 구워 먹는 것을 조심하라는 말은 무슨 뜻이지요?	60
43	우유와 유제품은 얼마나 도움이 되나요?	61
44	콩밥, 두부, 된장국은 좋다고도 하고 나쁘다고도 하던데요.	62
45	암 발생 가능성을 가급적 줄이는 요리법을 알려주세요.	63

유전과 암

46	우리 가족에는 암 환자가 유난히 많은데 유전 때문일까요?	65
47	유전되는 암도 예방이 가능합니까?	66
48	암 환자가 있는 가족이 챙겨봐야 할 점은 무엇인가요?	67

환경과 암

49	볕에 탄 구릿빛 피부에 피부암이 잘 생기나요?	69
50	일상에서의 전자파 노출은 얼마나 위험합니까?	70
51	집안 공기 중에도 발암물질이 있다던데요?	71
52	석면이 해롭다고 하는데 가정집엔 어떤 곳에 숨어 있지요?	72
53	종종 플라스틱 용기에 음식을 담아 먹는데 괜찮을까요?	73
54	냄비 코팅에 발암물질이 들어 있다던데 위험하지 않은가요?	74
55	드라이클리닝 해온 옷도 조심하라면서요?	75
56	화장품 색소에도 문제가 있다는 게 사실입니까?	76
57	모발 염색제에 발암물질이 들어 있습니까?	76
58	살충제를 자주 사용하기 때문에 암 발생이 걱정됩니다.	77

암의 검진

59	암 검진을 받아야 한다는데 무슨 검사를 하지요?	79
60	언제부터 검진을 받아야 합니까?	80
61	검진 결과 정상이라면 암이 없다고 생각해도 되나요?	81

62	유방확대술을 받았는데 유방암 검진에 지장이 없을까요?	81
63	임신 중이나 수유기의 유방암 검진 방법은요?	82
64	유방암 검진에서 치밀유방이라는데, 이상이 있는 건 아니겠죠?	82
65	암을 찾는 데는 PET 검사가 더 효과적이라던데요?	83
66	폐경을 했는데도 자궁경부암 검진을 받아야 하나요?	84
67	부부관계를 하지 않으면 자궁경부암 검진도 필요 없겠지요?	84
68	생리주기 중 언제 자궁경부암 검진을 받는 게 좋은가요?	85
69	국가에서 해주는 간암 검진은 어떤 사람이 대상입니까?	85
70	대변검사로 대장암을 발견할 수 있습니까?	86
71	대장내시경검사의 주기는 어떻게 정하는 거죠?	87
72	폐암은 조기 발견이 특히 어려운 것 같던데요?	88
73	폐암은 사망률이 높은데 왜 국가암검진사업에서 빠졌나요?	88
74	증가 일로에 있는 갑상선암 역시 빠져 있네요.	90
75	혈액검사 한 번으로 모든 암을 진단한다는 말이 사실입니까?	91

다른 질병들과 암의 연관성

76	당뇨병 환자는 암에 더 잘 걸리는지요?	93
77	저는 고혈압이 있는데 암에 더 취약할까요?	94
78	위식도 역류 증세가 있는 사람은 위암에 걸리기 쉽습니까?	94
79	위궤양이 오래되면 위암을 일으킵니까?	95
80	염증성 장 질환이 있으면 대장암 위험이 커지나요? 용종의 경우는요?	96
81	폐결핵을 앓았는데, 폐암이 발생할 가능성이 남보다 큰가요?	97
82	유방에 물혹이 있는 사람은 유방암에 더 잘 걸립니까?	98
83	신장 투석을 오래 받아서, 혹 신장암이 생길까 걱정이 큰데요.	98

암에 관한 잘못된 생각들

84	대기 오염도 흡연처럼 폐암 발생 요인인가요? 101
85	휴대전화 사용이 정말 뇌암의 위험 요인입니까? 102
86	자궁경부암은 자궁암과 원인이 같습니까? 104
87	성생활을 많이 하면 자궁경부암에 쉽게 걸리나요? 104
88	사카린, 아스파탐 같은 인공감미료도 발암물질이죠? 105
89	유방이 크면 유방암의 위험도 커진다면서요? 106
90	심장에도 암이 생긴다던데요? 106
91	스트레스는 암의 주요 원인 중 하나라지요? 107
92	유기농 식품만 먹으면 암을 피할 수 있을까요? 108
93	화학조미료는 발암물질입니까? 109

어린이의 건강 습관 기르기

94	어린 나이의 흡연은 훨씬 더 나쁘다는데, 왜 그런가요? 111
95	어른의 비만보다 소아비만이 더 문제라고 하던데요? 112
96	정상 체중인 아이가 살쪄 보인다며 다이어트를 하는데 괜찮을까요? 113
97	아이들이 햄과 소시지, 패스트푸드를 마음대로 먹게 하면 안 좋겠지요? 114

2차암 피하기

98	2차암은 전이된 암하고 다른 겁니까? 117
99	어떤 사람이 2차암에 더 잘 걸리나요? 118
100	암에서 겨우 회복됐는데, 2차암을 피하려면 어떡해야 하죠? 119

부록

1. 짧고 쉬운 암 예방수칙 121
2. 암 예방 점검표 125
3. 암 예방 실천을 위한 도움 꾸러미 127
4. 암 예방을 위한 건강 식품과 식단의 예 139
5. 국제암연구소(IRCA) 분류 기준에 의한 발암물질 목록 141

편저자 소개

암이란 무엇인가

01. 암은 왜 생기나요?

우리 몸의 세포들은 성장과 분화, 사멸의 과정을 거치거나 성장 후 그 상태를 계속 유지하도록 조절됩니다. 그러나 세포의 유전자 중 일부에 이상이 발생해 그 유전자의 지시에 따라 만들어지는 단백질의 특성이 바뀌고, 그 단백질에 의해 조절되는 세포 성장에 이상이 생겨 종양이 발생하는데, 그중 일부가 암입니다. 다시 말해, 유전자 돌연변이로 인해 정상 세포에 암이 생기는 것입니다.

세포의 유전자가 변이를 일으키는 원인은 여러 가지입니다. 부모로부터 물려받은 유전자 이상, 화학적·물리적·생물학적 발암물질에의 노출, 잘못된 생활습관 등 다양합니다. 화학적 발암물질로는 석면과 벤젠을 포함해 작업장에서 노출될 수 있는 여러 가지 유해물질이 있으며, 물리적 발암물질로는 자외선과 방사선 등이,

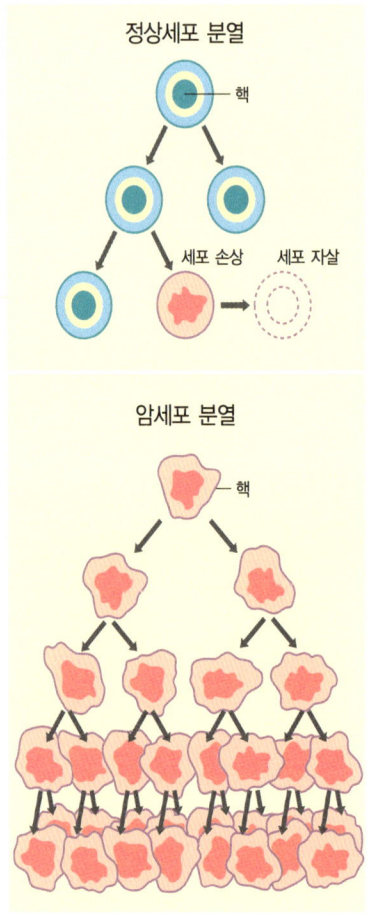

생물학적 발암물질로는 B형 및 C형 간염바이러스, 인유두종(人乳頭腫)바이러스(HPV, human papillomavirus), 헬리코박터 파일로리(Helicobacter pylori) 따위가 있습니다. 그러나 암 발생의 가장 주요한 원인은 흡연이나 잘못된 식습관, 신체 활동량 감소와 비만, 음주 등이며, 그 밖에 호르몬이나 노화 등도 암 발생에 관여하는 것으로 알려져 있습니다.

02. 양성종양도 암입니까?

종양이란 우리 몸의 일부 세포가 비정상적으로 증식하여 생겨난 덩어리를 두루 가리키는 말입니다. 종양은 양성과 악성으로 나뉩니다. 양성종양은 악성종양에 비해 천천히 성장하고 몸의 다른 부위로 퍼져 나가지 않으므로 대부분의 경우 치료가 필요 없거나 해당 종양을 제거하면 치유됩니다. 반면 악성종양은 빠르게 성장하는 데다 원래의 발생 부위에서 멀리 떨어진 곳까지 퍼지기도 하며, 생명을 위협하는 수도 있습니다. 우리가 일반적으로 암이라고 하는 것은 악성종양을 가리킵니다.

03. 사람들이 암에 걸리는 확률은 얼마나 되지요?

최근 발표된 2010년 암등록 통계를 보면, 우리나라 국민의 평균수명인 81세까지 생존할 경우 암에 걸릴 확률은 36.4%로, 3명 중 1명은 암에 걸리게 됩니다.

우리나라 암 발생률을 일본, 미국, 영국과 비교해 보았을 때, 일본과 영국보다는 많이 발생하고 있으나 미국보다는 발생률이 낮은 것으로 보고되고 있습니다. 각 암종별 발생률은 아래의 표와 같습니다.

〈연령표준화발생률 국제 비교 : 남자〉

(단위 : 명, 명/10만 명)

순위*	한국(2010)[1]		일본(2008)[2]		미국(2008)[2]		영국(2008)[2]	
–	모든 암	320.0	모든 암	247.3	모든 암	335.0	모든 암	280.8
1	위	62.3	위	46.8	전립선	83.8	전립선	62.1
2	대장	48.6	대장	41.7	폐	49.5	폐	41.6
3	폐	46.5	폐	38.7	대장	34.1	대장	36.2
4	간	36.0	전립선	22.7	방광	21.1	방광	13.0
5	전립선	25.3	간	17.6	비호지킨림프종	16.3	비호지킨림프종	12.0
6	갑상선	18.3	식도	10.6	피부의 악성흑색종	16.3	피부의 악성흑색종	11.1
7	방광	8.7	췌장	10.0	신장	16.1	식도	10.0
8	담낭 및 기타 담도	8.1	방광	8.5	백혈병	12.1	백혈병	9.3
9	췌장	7.9	비호지킨림프종	6.3	입술, 구강 및 인두	7.4	위	8.0
10	신장	7.8	신장	7.5	췌장	8.0	신장	9.1

<연령표준화발생률 국제 비교 : 여자>

(단위 : 명, 명/10만 명)

순위*	한국(2010)[1]		일본(2008)[2]		미국(2008)[2]		영국(2008)[2]	
-	모든 암	264.7	모든 암	167.6	모든 암	274.4	모든 암	249.5
1	갑상선	87.4	유방	42.7	유방	76.0	유방	87.9
2	유방	39.8	대장	22.8	폐	36.2	대장	23.5
3	대장	25.3	위	18.2	대장	25.0	폐	23.7
4	위	24.9	폐	13.3	자궁체부	16.5	난소	12.8
5	폐	14.3	자궁경부	9.8	갑상선	15.1	자궁체부	11.1
6	간	10.2	자궁체부	7.6	피부의 악성흑색종	12.7	피부의 악성흑색종	10.5
7	자궁경부	10.6	난소	7.6	비호지킨림프종	11.5	비호지킨림프종	8.7
8	난소	5.7	갑상선	4.4	백혈병	7.9	췌장	5.2
9	담낭 및 기타 담도	5.4	췌장	6.1	난소	8.8	자궁경부	7.2
10	췌장	4.9	간	5.8	신장	8.7	백혈병	5.9

주: 1)피부 기타(c44)암을 제외하고, 세계표준인구를 이용하여 산출한 연령표준화발생률
2)자료원 : GLOBOCAN 2008, IARC Press, 2010
* 국제 비교를 위해 연령표준화발생률 기준으로 순위 매김

생활습관과 암

04. 흡연과 암의 관계는 어느 정도입니까?

현재까지 밝혀진 바에 따르면 담배 연기에는 7,000종 이상의 화학물질과 60종의 발암물질이 포함되어 있습니다. 또, 연구 결과를 종합해볼 때 암의 약 30%가 담배 때문에 생기는 것으로 보입니다. 흡연자의 폐암 발생이 비흡연자보다 얼마나 많은지 비교해보면 외국의 경우에는 10배 이상, 우리나라의 경우에는 5배 이상으로 조사됐습니다. 흡연자는 폐암 외에도 후두암, 구강암, 식도암, 신장암, 방광암, 췌장암, 위암, 자궁경부암 등의 발생 빈도가 2~10배나 된다고 합니다.

05. 흡연은 습관인가요, 중독인가요?

국제 질병분류 기준(ICD)이나 미국 정신의학회의 『정신질환 진단 및 통계 편람(DSM)』에서는 흡연을 '니코틴 의존증'으로 분류하기도 합니다. 하지만, 지속적인 흡연은 심리·사회적 요인의 영향도 무시할 수 없습니다.

흡연을 하면 니코틴이 7~19초 만에 중뇌의 니코틴 수용체에 도달해 자극을 하게 됩니다. 그러면 뇌 안에 도파민(dopamine)이라는 신경전달물질(체내의 뉴런 즉 신경세포에서 분비되어 인접 신경세포나 근육에 정보를 전달하는 화학물질)의 농도가 높아져 일시적으로 쾌감을 느끼게 됩니다. 흡연을 하고 20~40분이 지나면 도파민 농도가 점차 낮아져 불안, 초조, 멍해짐, 짜증 등의 금단증상이 오면서 니코틴에 대한 강력한 열망이 일어 다시 담배를 피우게 됩니다.

신체 내에서의 이러한 변화들은 시간이 흐르면서 특정한 상황에서는 거의 자동적으로 흡연을 하는 습관으로 굳어지기도 합니다. 예를 들어 커피나 술을 마실 때, 스트레스가 있을 때, 전화할 때, 운전할 때, 친구들과 모임이 있을 때, 또는 단순히 손에 뭔가를 잡고 있기를 원할 때 등의 상황에서 금단증상이 없어도 흡연을 하게 됩니다. 따라서 흡연은 건강을 해치는 나쁜 습관이며, 중독성 질환이라고 할 수 있습니다.

06. 담배를 피우면 좋은 점도 있지 않나요?

흡연이 유익하다는 증거는 아직 없습니다. 니코틴의 영향으로 긴장이 풀리거나 기분이 좋아진다고들 하는데, 일시적 현상입니다. 일에 집중이 잘 된다는 사람들도 있습니다. 하지만, 그것은 흡연자가 담배를 1~2시간 안 피우면 생기는 금단증상으로 인해 정신집중이 안 될 때 흡연을 하여 일시적으로 금단증상을 해소하는 것뿐인데, 흡연자들은 흡연이 집중력을 높이는 것으로 착각하는 것일 뿐입니다.

07. 남이 피우는 담배 연기가 내게 얼마나 해로울까요?

다른 사람이 피우는 담배의 연기를 흡입하는 것을 간접흡연이라고 합니다. 담배 연기는 흡연자가 담배로부터 빨아들였다가 내뿜는 주류연(主流煙)과 담배가 스스로 연소되면서 발생하는 부류연(副流煙)으로 나뉘는데, 간접흡연을 할 때 흡입되는 연기의 80% 정도는 부류연입니다. 부류연은 각종 독성물질과 발암물질이 종류에 따라 주류연의 2~3배에서 50배까지 들어 있는 것으로 조사되었습니다.

흡연자의 자녀가 영유아인 경우에는 기관지염과 폐렴의 위험이 증가하는데, 부모 중 한 사람만 흡연하면 1.7배로, 둘 다 흡연하면 2.6배로 위험도가 높아집니다. 만성기침, 소아천식의 위험도 6배로 증가하며, 7세 이하 어린이 중이염의 40~60%와 폐기능 감소의 5~10%가 흡연 부모 옆에서 간접흡연에 노출되었기 때문인 것으로 알려졌습니다. 흡연자의 배우자는 담배를 피우지 않더라도 폐암 발생 위험이 2~3.5배로 커지며, 간접흡연의 수준과 기간에 비례해 위험도가 증가합니다.

08. 3차 흡연은 또 무엇입니까?

'3차 흡연(thirdhand smoke)' 이라는 말은 미국 보스턴에 있는 하버드대 부설 데이너-파버 암연구소의 소아과 의사인 조너선 위니코프가 2009년 1월에 저명한 학술지 『소아과학』에 발표한 논문에서 처음 사용했습니다. 3차 흡연이란 누군가가 담배를 피운 자리와 주변의 카펫, 소파, 의류, 머리카락, 신체 등에 몇 시간에서 며칠까지 남아 있는 담배 연기에 노출되는 것을 의미합니다. 이렇게 묻어만 있는 담배 연기에도 다양한 유해물질이 들어 있으므로 3차 흡연 역시 직접흡연이나 간접흡연(2차 흡연)과 마찬가지로 건강에 해롭다는 것입니다. 이 문제는 수년 전부터 여러 연구자와 간접흡연자들에 의해 제기되어 왔습니다.

3차 흡연은 아이들에게 피해가 더 클 수 있습니다. 일반적으로 영유아와 청소년들은 호흡이 빠르고 방바닥 등 먼지가 묻어 있는 표면 가까이에서 흔히 생활하기 때문에 어른보다 먼지를 두 배쯤 많이 흡입하는 것으로 알려졌습니다. 어른과 아이의 체구 차이를 감안하면 상대적으로 노출량은 더 크게 차이가 날 수 있습니다. 예를 들어 70kg의 성인과 7kg의 아이가 3차 흡연에 함께 노출됐다고 하면, 그 어린이는 '2(절대 흡입량의 차이)x10(몸무게 비율) = 20배' 더 노출이 되는 셈입니다.

그런데도 3차 흡연이 어린이에게 미치는 영향에 대한 연구가 매우 부족하기 때문에, 건강에 대한 위해의 정도를 구체적으로 말하기는 어렵습니다. 다만, 3차 흡연을 통해 담배 연기 속의 각종 독성물질에 지속적으로 노출된다면 간접흡연 혹은 직접흡연과 비슷하게 호흡기 등의 각종 질환 발생에 영향을 줄 수 있습니다.

09. 담배를 어떻게 끊을 수 있지요?

현재까지의 연구 결과들을 보면 금연 방법에 따라 성공률에 상당한 차이가 납니다. 1년 후까지 금연에 성공하고 있을 확률은 자신의 의지로만 금연을 시도했을 때는 3~5%, 의사의 단순한 금연 충고를 듣는 경우에는 8%, 전문 금연상담사의 조언을 따르면 11%, 니코틴 패치나 껌은 15% 내외, 의사 처방에 따라 복용하는 부프로피온(Bupropion)과 바레니클린(Varenicline)은 각각 약 20%와 30% 수준의 성공률을 보입니다. 금연을 위한 전문 상담과 니코틴 대체요법이나 약물요법을 병행할 경우에 성공 확률은 더 높아지는 것으로 보고되었습니다.

간혹 담배 피우는 양을 서서히 줄이는 방법으로 금연을 시도하는 분도 있는데, 원칙적으로 단번에 끊는 편이 훨씬 낫습니다. 흡연량을 줄였다가도 스트레스를 받거나 다른 계기가 생기면 예전의 양으로 돌아갈 수 있기 때문입니다. 따라서 금연 성공을 결정하는 가장 중요한 요인은 담배를 끊고야 말겠다는 자신의 의지입니다.

우리나라에서는 2005년부터 전국 240여 개의 보건소에 금연클리닉을 설치하고, 금연 프로그램에 등록하는 흡연자에게 상담과 더불어 무료로 니코틴 패치나 껌 등을 제공하고 있습니다. 또한 2006년부터는 금연상담전화(1544-9030)를 운영하고 있습니다. 이러한 서비스 이용을 통해 금연성공률을 2배까지 높일 수 있습니다.

10. 담배를 끊으면 우리 몸에 어떤 이득이 있나요?

흡연은 주요 만성질환들의 원인이며, 병으로 인한 사망이 직간접적으로 흡연과 연관되어 있는 경우가 상당히 많습니다. 따라서 담배를 끊으면 흡연과 연관된 질병의 발생 및 사망 위험을 줄일 수 있습니다. 미국 암협회 자료에 따르면 금연 후 시간이 지남에 따라 우리 몸에는 다음과 같은 변화가 생깁니다.

─20분 후에 심장박동수와 혈압이 떨어집니다.
─12시간 후에 혈중 일산화탄소 농도가 정상으로 돌아옵니다.
─2주~3개월 후면 혈액순환이 개선되고 폐기능이 좋아집니다.

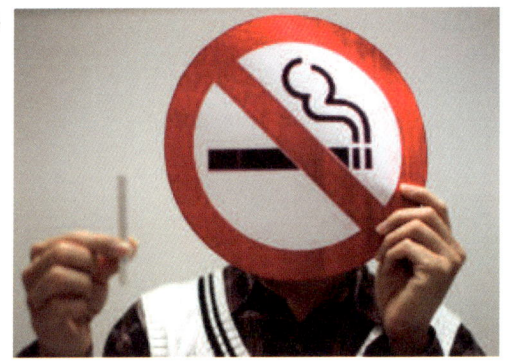

〈금연 이미지〉

―3개월 정도까지는 오히려 가래가 증가하는데 이는 기관지 섬모운동이 정상적으로 기능하면서 가래를 배출하기 때문입니다. 폐렴 등의 위험성이 줄어듭니다.
―1년 후 심혈관질환의 위험성이 흡연자의 절반 수준으로 줄어듭니다.
―5년~15년 후 뇌졸중 위험성이 비흡연자 수준으로 낮아집니다.
―10년 후 폐암 사망률이 반으로 줄어듭니다.
―15년 후에는 심혈관질환 위험성이 비흡연자와 같아집니다.

11. 하지만 금연에는 부작용이 있다면서요?

흔히 금연의 부작용이라고 말하는 것은 금연을 시작할 때의 금단증상을 의미합니다. 금단증상이란 장기간 사용했던 약물이 더 이상 공급되지 않을 때 신체가 그에 적응하는 과정에서 나타나는 증상으로, 대개 일시적입니다.

담배의 니코틴은 두뇌 에너지 대사와 내분비 및 신경계 작용 등 신체 전반에 걸쳐 영향을 미치는데 금연을 하면 니코틴의 공급이 끊어지므로 금단증상이 생기며, 금연 후 1주 이내에 그 증상이 최고조에 이르러 2~4주 동안 지속됩니다.

금연 금단증상에는 기침, 가래, 갈증, 인후염, 짜증, 좌절감, 분노, 불안, 두통, 집중력장애, 불면, 배변장애, 졸림, 식욕이나 체중의 증가, 불쾌감이나 우울 등이 있으며, 이들 가운데 우울과 집중력장애 등의 부수적인 증상은 대개 4주 이내에 사라지지만, 흡연에 대한 갈망 자체는 상당 기간 지속됩니다. 따라서 금연에 성공하기 위해서는 다양한 금난승상을 지속적으로 관찰하고 그에 적절히 대처하는 노력이 필요합니다. 금단증상을 극복하는 방법은 개인별로 다양할 수 있으나, 아래와 같은 증상별 대처법을 알아두면 도움

금단증상의 종류	대처법
갈증, 인후염	물이나 과일 주스를 마시거나 무가당 껌을 씹습니다.
두통, 다리 등의 근육 경련	따뜻한 물에 목욕이나 샤워를 합니다. 이완이나 명상을 합니다.
예민, 집중력장애, 불안, 두통	산책을 하고 샤워나 목욕을 합니다. 이완과 명상도 좋습니다.
식욕 증가	물이나 저칼로리 음료를 마십니다. 저지방, 저열량 스낵을 먹습니다.
배변장애	야채나 과일 등 섬유질이 많은 음식을 섭취합니다. 물을 마십니다.
불면	카페인 음료를 마시지 않습니다. 이완과 명상을 합니다.
졸림	이완하면서 잠깐씩 수면을 취합니다.
기침	따뜻한 차를 마시거나 무가당 사탕을 먹습니다.

이 됩니다.

12. 먹는 금연약에는 어떤 것이 있습니까?

먹는 금연약(약물요법)으로는 의사의 처방이 필요한 전문의약품인 부프로피온과 바레니클린을 쓸 수 있습니다. 부프로피온의 경우, 뇌의 신경전달물질인 도파민이나 노어에피네프린(Norepinephrine)의 재흡수를 억제함으로써 그 양을 높게 유지시키는데, 이들 신경전달물질은 우울 등 니코틴에 의한 금단증상을 줄여주는 것으로 알려져 있습니다. 금연을 시작하기 1~2주 전부터 대개 150mg짜리를 하루 한 알씩 6일간 오전에 복용한 후 7일째부터 하루 두 번으로 용량을 올려 약 7주간 복용하는 것을 원칙으로 하되, 투여 기간은 12주까지 연장할 수 있습니다.

한편 바레니클린은 니코틴을 대신하여 우리 뇌의 니코틴 수용체에 작용해 흡연 욕구와 금단증상을 줄임으로써 금연에 도움을 줍니다. 금연 예정일 1주 전부터 복용을 시작하는데, 처음 3일 동안은 0.5mg씩 1일 1회, 4일째부터 7일째까지는 0.5mg씩 1일 2회, 8일째부터 12주째까지는 1mg씩 1일 2회 정도 복용합니다(보통 12주까지 복용합니다). 구역질을 줄이기 위해 식사 30분 후에 충분한 양의 물과 함께 복용하는 게 좋습니다. 부작용으로는 구역질이나 메스꺼움, 두통, 수면장애(이상한 꿈) 등이 나타나지만 대개는 적응이 되며, 부작용이 심할 경우에는 의사와 상담해 용량 등을 조절합니다.

13. 니코틴 대체제란 또 무엇이지요?

　　금연을 시도할 때 생기는 금단증상을 줄이기 위해 담배 연기에 포함된 여러 성분 중 순수한 니코틴만을 추출하여 피부, 구강 점막을 통해, 혹은 분무 형태로 몸에 공급해주는 금연 보조요법이 바로 니코틴 대체요법입니다.

　　니코틴 대체제는 피부에 붙이는 패치, 혀 밑에 넣어 녹여 먹는 설하제(舌下劑), 껌, 정제 등 여러 형태로 만들어지는데, 효능에서 별다른 차이가 없으므로 각자의 기호에 맞는 것을 선택하면 됩니다. 니코틴 대체요법을 사용하면 아무런 보조요법 없이 금연을 시도하는 경우보다 성공률이 2~3배 되는 것으로 보고되고 있습니다.

　　이러한 보조제를 쓸 경우 제품 설명서에 명기된 지시나 주의 사항들을 꼼꼼히 읽고, 필요한 경우 의사와 상담해 사용 방법이나 용량을 조절하는 것이 좋습니다. 특히 임산부나 아기에게 수유를 하는 엄마들은 반드시 의사와 의논해야 합니다.

14. 전자담배는 담배보다 덜 해롭고 금연에도 도움이 되나요?

　　전자담배는 2004년 중국에서 개발된 제품으로, 인터넷과 체인점을 통해 전 세계에서 팔리고 있습니다. 생산 회사들은 전자담배가 안전하고 금연에 확실히 도움이 된다고 선전하지만 최근까지 보고된 연구 결과는 그와 좀 다릅니다. 제조 과정에 대한 관리가 제대로 이루어지지 않는 점, 제품에 따라 발암물질이나 독성물질의 종류와 양이 다양한 점이 특히 문제가 되고 있습니다. 그리고 전자담배 역시 니코틴을 전달하는 도구인 만큼 담배의 범주에 포함될 수 있어, 우리나라에서도 담배와 함께 전자담배에도 건강증진부담금을 부과하고 있습니다.

전자담배가 금연에 도움이 된다는 과학적 근거는 아직 없습니다. 따라서 안전성과 효과에 문제가 있을지 모르기 때문에 현재 세계보건기구(WHO)나 미국의 식품의약국(FDA) 등에서는 권하지 않고 있습니다. 많은 흡연자들이 전자담배를 사용하면서 금연을 시도하지만, 어차피 니코틴을 지속적으로 공급받는 상황이므로 결국 니코틴 중독에서 탈출 못하고 다시 흡연을 하게 되는 경우가 많다고 합니다. 따라서 금연에 성공하려면 전자담배 같은 불분명한 수단에 기대를 걸지 말고, 스스로의 금연 의지를 굳건히 하면서 이미 검증된 방법과 전문가의 도움을 받는 편이 좋습니다.

15. 금연침이 효과가 있는지 궁금합니다.

금연침이나 약초담배의 금연 촉진 효과도 지금까지의 연구에서는 입증되지 않았습니다. 금연침의 효과에 대해 그동안 실시된 12개 임상시험 결과를 종합한 결과, 가짜로 침을 맞은(즉, 연구 목적을 위해 침을 놓는 시늉만 하고 피부를 통과하지 않도록 하거나, 전통적인 경혈이나 경락에서 벗어난 자리에 침을 놓은) 사람과 금연침을 맞은 사람의 6개월 이상 금연 성공률에는 차이가 없는 것으로 나타났습니다. 그러므로 금연을 목적으로 한 금연침 사용은 권장되지 않습니다.

16. 술도 담배처럼 발암물질입니까?

술의 주성분인 알코올이 몸에서 소화 흡수 되는 중에 아세트알데히드(Acetaldehyde)가 발생하게 됩니다. 세계보건기구 산하 국제암연구소에서는 이 아세트알데히드와 술을 1급 발암물질로 정의하고 있습니다.

17. 똑같이 술을 마셔도 암에 더 잘 걸리는 사람이 있다던데요?

음주는 암 중에서도 구강암과 인두암, 후두암, 식도암, 간암, 대장암, 직장암, 유방암 등과 관련이 있습니다. 동양인의 경우, 서양인에 비해 알코올 분해 능력이 낮아서 알코올 대사 시 발생하는 아세트알데히드라는 발암물질과 B형 간염바이러스 등 암의 발생에 관여하는 여러 요인이 함께 있을 경우, 암 발생의 위험이 증가합니다. 다시 말해, 알코올 대사 능력과 음주 습관에 따라 똑같이 술을 마셔도 암 발생 위험도가 사람마다 다를 수 있습니다.

18. 하루 한두 잔의 술은 암을 예방한다는 말이 맞나요?

소량의 음주가 심혈관질환의 위험을 줄일 수 있다는 연구 결과는 가끔 발표되지만, 암을 예방한다는 연구 결과는 보기 어렵습니다. 암 발생과 알코올 섭취의 관계에 대한 최근 연구들을 보아도 '암 예방을 위한 적정 음주량'이란 없으니 한 잔의 음주라도 피하는 게 최선입니다.

19. 폭음을 하면 암이 발생하기가 더 쉽겠지요?

음주에 의한 알코올 섭취는 암 발생의 원인입니다. 음주량 즉 알코올 섭취량이 많고, 그에 따라 알코올 대사에서 발생한 아세트알데히드가 누적되면 암 발생 위험도 증가하게 마련입니다. 하지만 폭음, 즉 한 번에 많은 양의 술을 마시는 것 자체가 암 발생 위험을 증가시킨다기보다는, 폭음을 하는 사람은 보통의 음주자보다 일상적으로 알코올 소비를 많이 하는 경향이 있기 때문에 암 발생 위험이 증가한다고 보는 편이 맞습니다.

20. 술의 종류에 따라 암 발생 위험도가 다른가요?

알코올 섭취량이 늘어나면 암 발생 위험 또한 증가하는 것으로 알려져 있습니다. 막걸리, 맥주, 소주, 위스키, 샴페인, 와인 등 각

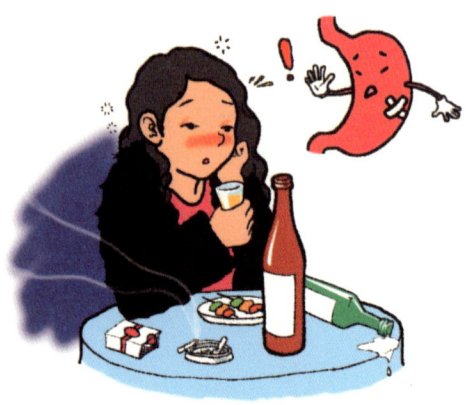

종 술은 제조법과 첨가물, 알코올 농도에 따라 분류됩니다. 그런데 이들의 공통점은 모두 알코올을 포함하고 있다는 것입니다. 농도가 약한, 즉 알코올 함량이 낮은 술이라 해도 많이 마시면 알코올 섭취량이 많아집니다. 그러므로 술의 종류보다는 얼마나 많이 마시는지가 암 발생 위험도에 더 큰 영향을 미친다고 볼 수 있습니다.

21. 일찍 배운 술이 암을 더 부른다는 게 사실입니까?

앞에서도 얘기했듯이 누적된 알코올 섭취량이 암 발생 위험을 늘린다고 알려져 있습니다. '일찍 배운 술'이란 다른 사람보다 음주를 일찍 시작했다는 말이며, 이는 신체가 알코올에 일찍 노출되었음을 뜻합니다. 음주를 일찍 시작하여 지속적으로 마셔왔다면 상대적으로 늦게 음주를 시작한 사람보다 신체 내에 발암물질에 누적

어린 나이의 한잔 술, 괜찮을까요?

어린 나이에 술을 시작하면 두뇌 발달이 영향을 받게 되고, 이후에도 음주 관련 문제들, 즉 낮은 학업 성취도와 일탈 행위 등의 가능성이 커진다고 보고되고 있습니다. 미국 청소년의 사망 원인 중 상당수가 음주 때문이라는 통계도 있습니다. 또한 술은 불안장애, 주의력결핍 과잉행동장애(ADHD), 식욕이상항진증(bulimia), 정신분열증, 수면장애와 같은 정신 및 신체 장애의 원인으로 지목되기도 합니다. 일부 연구에 따르면 첫 음주 연령이 12세 미만일 때는 평생 알코올 의존율이 40.6%에 이르는 반면, 18세인 경우 16.6%, 21세 미만일 경우엔 10.6%로 낮아진다고 합니다. 평생 알코올 남용률은 첫 음주 연령이 12세 미만일 때 8.3%, 18세일 때 7.8%, 21세 미만일 때는 4.8%로 나타났습니다. 우리나라에서는 어린 나이에 부모님 앞에서 술을 한 잔 받는 경우가 종종 있는데, 이렇게 되면 청소년의 알코올 섭취에 대한 사회적 거부감이 낮아져 지속적인 음주로 이어질 가능성이 높습니다. 부모가 자식에게 내리는 좋은 의미의 한 잔 술이라 해도 파급 효과를 고려해 자제하는 게 좋을 듯합니다.

된 노출이 많을 것이고, 이는 암이 발생할 위험이 높을 수 있음을 의미합니다. 따라서 어쩔 수 없이 음주를 해야 한다면 되도록 늦게 시작하는 편이 좋습니다. 물론 암 예방을 위해서는 아예 술을 마시지 않는 것이 최선입니다.

22. 술자리에서 담배가 더 생각나는 까닭은 무엇일까요?

술이나 담배는 뇌의 보상회로(동물의 뇌에 있는 신경회로망)를 자극해 도파민(dopamine)이라는, 쾌감을 주는 신경전달물질의 농도를 높입니다. 술을 마시면서 담배를 피우게 되는 것은 술만 마실 때보다 도파민 배출에 따른 쾌감이 더 커지기 때문입니다. 또한 술을 마시면 자제력이 떨어져 흡연의 유혹에 넘어가기가 쉽습니다. 따라서 술자리에서는 다른 때보다 담배를 더 많이 피우는 경향이 있으므로 금연을 결심한 사람은 술자리를 피하는 게 좋습니다.

23. 몸무게가 많이 나가면 모두 비만이라 하나요?

비만은 영아기에 형성된 전체 지방세포 수, 유전적 요인, 기초대사량(생명을 유지하는 데 필요한 최소한의 에너지 양) 등의 영향을 상당히 받지만, 기본적으로는 음식으로 섭취하는 칼로리가 신체와 정신의 활동으로 소모하는 칼로리보다 많으면 남는 칼로리가 축적되어 비만을 낳게 됩니다.

하지만, 체중이 많이 나간다고 곧 비만인 것은 아닙니다. 정확하게 말하면 비만은 '건강을 해칠 정도로 지방조직에 비정상적인 또는 과도한 지방질이 축적된 상태'라고 정의할 수 있습니다. 즉 근육이 많아서 몸무게가 많이 나가는 사람은 비만이 아니고, 지방이 많아서 몸무게가 많이 나가는 사람만 비만이라는 뜻입니다.

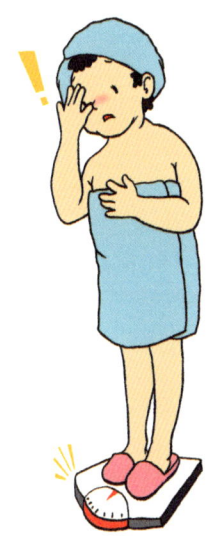

비만도를 판단하는 일반적 기준은 키와 체중으로 계산하는 체질량지수(body mass index, BMI)입니다. 지수 산출 공식은 〈BMI = 체중(kg)/키(m)의 제곱〉인데, 동양인의 경우 이 수치가 25 이상이면 비만으로, 30을 넘으면 고도비만으로 분류합니다. 이에 더해, 최근 비만에 대한 의학적 지식이 발전하면서 체내 지방도 몸속 어디에 쌓여 있느냐에 따라 건강에 해로운 정도가 다르다는 사실이 밝혀졌습니다. 특히 지방이 복부 속 내장에 쌓여 있는 경우, 당뇨병과 심혈관질환, 암 등이 잘 생기는 것으로 알려졌습니다. 복부비만 역시 중요한 기준이 되고 있는데, 우리나라의 경우 남성은 허리둘레가 90cm 이상, 여성은 85cm 이상인 경우를 복부비만으로 분류합니다. 스스로 한번 점검해 보십시오.

24. 비만이면 암도 잘 생긴다고 하던데요?

비만한 사람은 전반적인 산화 스트레스(oxidative stress, 체내에 활성산소가 과도하게 형성되는 반면 항산화 능력은 부족해서 세포 산화가 증가하는 현상. 이로 인해 각종 질병이 유발되고 노화가 촉진됨)가 증가하고 인슐린 저항성(insulin resistance, 혈당을 낮추는 인슐린의 기능이 떨어져 세포가 포도당을 효과적으로 연소하지 못하는 것을 말하는데, 이럴 경우 인체는 너무 많은 인슐린을 만들어내기 때문에 고혈압이나 고지혈증은 물론 심장병이나 당뇨병 등까지 초래할 수 있음)이 높아지면서 불필요한 세포 성장이 촉진되기 때문에 암 발생이 증가하는 것으로 보고되고 있습니다. 여성의 경우, 비만세포들이 여성호르몬 유사물질을 분비하기 때문에 유방암이나 난소암의 발생을 조장하는 것으로 알려졌습니다.

암 환자들은 마르고 기운이 없어 보이지 않느냐며 비만이 암과 관련이 있다는 사실을 믿기 어려워하는 사람도 있습니다. 그러나 암 환자가 마르는 것은 그 질병의 특성인 동시에 치료 과정에서 생기는 2차적인 문제입니다. 실제로는 체질량지수(BMI)가 5 증가하면 남성의 경우 식도암은 약 1.5배, 갑상선암은 약 1.3배, 대장암과 신장암은 약 1.2배 정도로 발생이 많아지고, 여성의 경우 자궁내막암과 담낭암이 약 1.6배, 식도암이 약 1.5배, 신장암이 약 1.3배 정도로 늘어난다고 보고되었습니다.

25. 물만 먹어도 살이 찌는 것 같은데 어떡하죠?

간, 신장, 심장 기능이 병적으로 약화되어 부종(浮腫, 세포 사이 공간에 혈청 위주의 액체가 비정상적으로 축적되어 몸이 붓는 것)이 발생하는 경우에는 수분 섭취에 의해 체중이 증가하게 되지만, 일반적으로 건강하다면 물만 먹어서는 체중이 증가하지 않습니다. 물은 칼로리가 없기 때문입니다.

체중관리를 위해서는 칼로리 섭취를 줄이고 신체활동을 늘리는 게 가장 기본적인 방법입니다. 비만한 사람은 과다한 칼로리 섭취가 생활습관이 되었기 때문에 '별로 먹지 않는데도 살이 찐다'고 생각하기 쉽습니다. 일반적인 식사 외의 간식, 군것질, 야식을 삼가고, 외식 등으로 음식을 과잉 섭취하는 것을 피해야 합니다.

그러면서 식후에 신체활동을 많이 하고 유산소 운동도 규칙적으로 해 열량 소비를 늘리면 신체 기능이 좋아지고 정신적 스트레스도 줄어, 전체적 식사량을 조절하는 데 크게 도움이 됩니다. 종종 운동을 시작하면서 오히려 체중이 증가하는 수가 있는데, 이는 운동으로 힘을 쓰는 데 대한 보상심리로 칼로리 섭취를 늘리기 때문입니다. 칼로리 섭취를 조금 줄인 상태에서 매일 규칙적인 운동을 30~60분씩 꾸준히 하면 서서히 건강한 체중을 되찾을 수 있을 것입니다.

26. 담배를 피우면 살이 빠지는 것 같은데요?

담배 성분 중 니코틴은 우리 몸의 대사율을 높이고 식욕을 떨어뜨려 체중을 감소시키는 효과가 있습니다. 하지만 흡연으로 인한 해로움이 더 크기 때문에 다이어트를 목적으로 담배를 피우는 것은 추천하지 않습니다.

27. 암 예방을 위한 운동은 어떻게 얼마만큼 해야 되지요?

2006년에 제정된 '국민 암 예방수칙'에서는 암 예방을 위해서 하루 30분 이상(주 5회 이상) 땀이 날 정도로 걷거나 운동힐 것을 권장하고 있습니다. 하루 30분이란 단번에 30분을 하라는 말이 아니고, 한 번 운동할 때 최소 10분 이상씩 하루에 30분 정도의 운동량을 채우라는 뜻입니다. 이는 세계보건기구, 미국 암협회, 미국 질병관리본부에서 제시한 암 예방을 위한 신체활동 기준과 같습니다.

참고로 세계보건기구 및 미국 질병관리본부에서는 일상적 활동 외에 중등도 이상의 신체활동을 성인의 경우 일주일에 최소 150분, 아동 및 청소년은 매일 최소 60분씩 하도록 권고하고 있습니다. 미국 암협회는 성인의 경우 일주일에 5일 이상을 하루 최소 30분씩, 아동 및 청소년은 일주일에 5일 이상을 하루 최소 60분씩 일상적 활동 외에 중등도 이상의 신체활동을 하도록 권고합니다.

이와 관련된 단위 하나가 있는데, MET(메트)라는 것입니다.

MET는 대사당량으로 번역되는 'Metabolic Equivalent of Task' (혹은 그냥 'Metabolic Equivalent')의 약자로 특정 신체활동에 소요되는 상대적 대사량, 즉 운동 강도를 나타내는 단위입니다. 쉽게 말하면 평균적 체구의 사람이 가만 앉아서 안정 상태를 유지하는 데에 소요되는 대사량을 1 MET로 잡습니다. 우리가 흔히 하는 각종 운동을 MET 단위로 나타내면 다음 표와 같습니다.

	METs	대표적인 항목
저강도 신체활동	1.6~2.9 METs	요가, 집안일(청소, 세탁, 요리 등), 걷기
중등강도 신체활동	3~5.9 METs	자전거 타기, 헬스클럽 운동, 골프, 러닝, 등산
고강도 신체활동	6 METs 이상	에어로빅, 야구, 축구, 태권도, 스쿼시, 테니스, 수영, 스키, 스노보드, 스케이트

28. 집안일을 하면서 움직이는 것도 암 예방에 도움이 되나요?

일반적으로 신체활동량이 많으면 암 발생 위험이 낮아지는 것으로 알려졌습니다. 특히 직장암, 대장암, 유방암 등이 신체활동과 관련이 큰 편이며, 이 외에 전립선암(전립샘암), 난소암, 폐암, 자궁내막암, 위암 및 식도암, 췌장암, 신세포암, 그리고 췌장암 등도 신체활동이 많으면 어느 정도 예방이 가능하다고 보고된 바 있습니다.

신체활동이란 골격근(骨格筋)의 수축을 통해 에너지를 소비하는 모든 활동을 뜻합니다. 집안일, 출퇴근이나 통학, 일, 여가의 신체활동 등 일상에서 크고 작은 힘을 들이는 모든 활동이 포함됩니다. 이중 '일'은 '직업성 신체활동', 즉 직업의 한 부분으로서 규칙적으로 행하는 활동을 의미하며, 걷기, 잡아당기기, 들기, 밀기, 목공일, 삽질 및 짐을 싸는 일 등이 모두 포함됩니다. '여가의 신체활동'이란 직업성 신체활동과 관련 없는 스포츠, 체력의 유지·향상을 위한 운동, 취미활동 등을 말합니다.

　암과 연관하여 볼 때, 집안일로 인한 신체활동량이 암 예방을 위한 신체활동 권고량인 중강도 이상의 신체활동을 일주일 동안 최소 150분 이상의 신체활동량만큼 된다면 이론적으로 암 예방에 도움이 된다고 할 수 있습니다. 하지만, 실제로 집안일로 인한 신체활동량이 암 예방을 위한 신체활동 권장량만큼 되는지 그리고 이로 인해 암 예방에 도움이 되는지에 대한 구체적인 근거는 충분치 않습니다.

암 예방을 위해서는 다른 무엇보다도 담배를 피우지 않고, 술을 마시지 않으면서 적절한 신체활동을 통해 건강 체중을 유지하는 습관을 갖는 것이 매우 중요하다.

감염과 암

29. 바이러스 감염으로도 암에 걸릴 수 있다면서요?

세상에는 질병을 일으키는 여러 가지 바이러스가 존재합니다. 그중 암 발생과 관련 있는 바이러스로는 간염바이러스와 인유두종바이러스를 꼽을 수 있습니다.

간염바이러스의 일부는 만성간염을 유발하는데, 이는 오랜 기간 간세포에 염증 반응을 일으켜 일부는 간경화 및 간암으로 발전하게 됩니다. 다행히도 우리나라에서 가장 흔한 종류인 B형 간염바이러스는 백신이 개발되어 예방이 가능합니다.

사마귀 바이러스의 일종인 인유두종바이러스는 피부 점막에 감염되는 것으로 매우 흔합니다. 일상생활에서 누구나 언제든 옮을 수 있습니다. 성관계를 통해 성기 및 자궁경부에도 옮을 수 있으며, 대부분은 특별한 증상 없이 자연적으로 소멸됩니다. 당사

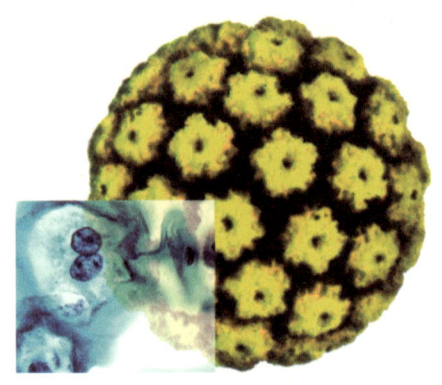

〈인유두종바이러스〉

자가 감염 사실조차 모르는 채 자연 치유가 되는 것입니다. 그러나 감염이 반복될 경우엔 드물게나마 자궁경부암을 유발할 수 있습니다.

그 밖에 바이러스는 아니지만 암과 관련 있는 기생충 감염이 있습니다. 간흡충(간디스토마)은 민물고기를 날로(회로) 먹을 경우에 감염되는 기생충으로, 쓸개즙(담즙)이 내려가는 쓸갯길(담관)의 벽에 붙어 기생하면서 체내에서 수십 년간 생존할 수 있는데, 이것이 오랜 기간 반복적으로 염증을 유발하면 담관암으로 발전할 수 있습니다. 그리고 헬리코박터 파일로리는 박테리아의 일종으로 위암을 유발하는 것으로 잘 알려져 있습니다.

30. 간염에 걸리면 결국은 간암으로 발전하나요?

간염바이러스에는 여러 유형이 있으나 우리나라에는 B형과 C형 간염바이러스가 많습니다. 특히 B형의 감염이 많으며, 이로 인해 전체 간암의 약 70% 정도가 발생하는 것으로 보고되고 있습니다. 간염바이러스는 성적 접촉이나 수혈 등을 통해 감염되기도 하고, 바이러스를 지닌 산모가 자신의 아기에게 옮길 수도 있지만, 최근에는 B형 및 C형 간염바이러스에 대한 검사가 철저해져서 수혈에 의한 감염은 거의 발생하지 않습니다.

간염바이러스가 몸속에 들어오게 되면 이후 간에서 증식을 하게 되는데, 우리 몸의 면역 기능에 의해 효과적으로 바이러스가 제거되지 못한 채 간에 계속 남아 있으면 장기적으로 염증(간염)이 발생

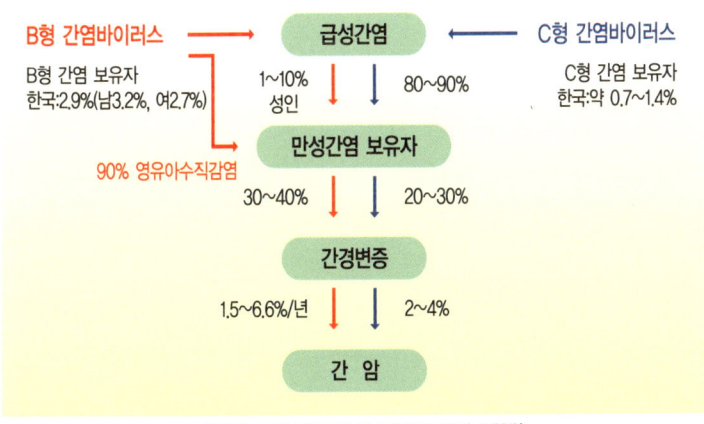

〈바이러스성 간염에서 간암으로의 진행〉

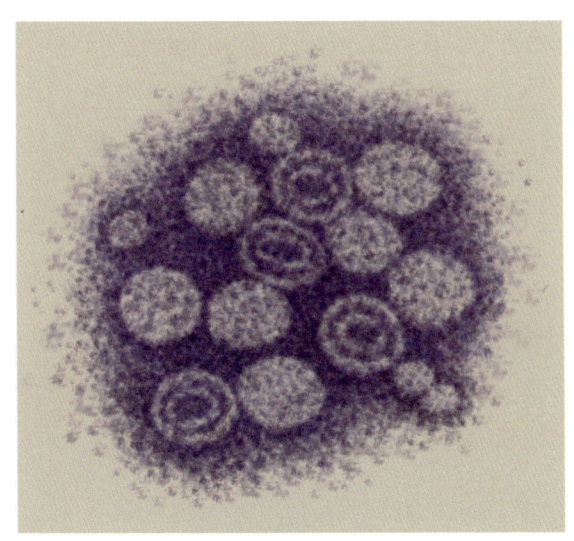

〈B형 간염바이러스〉

하게 됩니다. 염증이 악화와 호전을 반복하면서 긴 시간이 지나는 동안 염증에 의한 상처와 흉터 및 여러 변화가 누적되면서 간경변증(간경화)이 생길 수 있고 그것이 간암으로까지 발전할 수 있습니다. B형 간염바이러스에 감염되면 성인의 약 1~10%가 만성 B형 간염바이러스 보유자가 되는데, 이들의 30~40%가 간경변증으로 진행되고, 이 중 연간 1.5~6.6%가 간암으로 발전합니다. C형 간염바이러스는 B형에 비하여 만성화되는 비율이 높아서, C형 간염바이러스에 감염되면 80~90%가 만성 C형 간염이 됩니다. 만성 C형 간염 환자의 20~30%가 간경변증으로 진행되고, 이 중 2~4%가 간암으로 발전합니다. 우리나라 간암 환자의 약 75%가 B형 간염바이러스 보유자입니다.

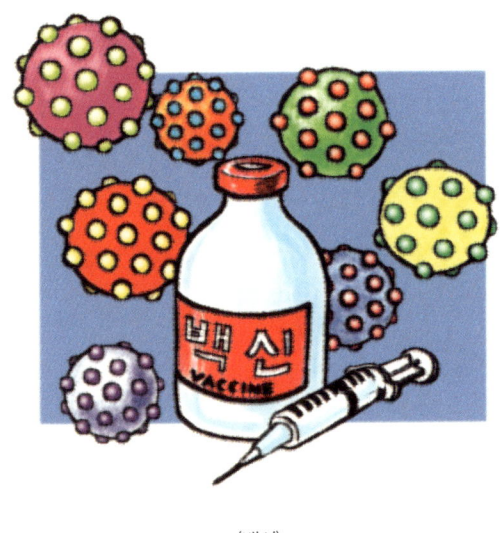

〈백신〉

31. 예방접종으로 간암을 예방할 수 있습니까?

간암 발생의 주요 원인은 B형과 C형 간염, 그리고 음주입니다. 이중 주된 원인인 B형 간염을 일으키는 바이러스는 예방접종을 통해 감염을 막는 게 가능하지만, C형 간염바이러스에 대한 예방 백신은 아직 없습니다. 따라서 백신으로 예방할 수 있는 간암은 B형 간염바이러스에 의해 발생하는 간암으로 제한되어 있습니다.

32. 자궁경부암을 일으키는 바이러스에 대해 더 알고 싶습니다.

자궁경부암의 99%는 인유두종바이러스의 감염 소견을 보이고 있으며, 인유두종바이러스 감염이 지속되는 경우에 자궁경부 상피세포에 이형증이 발생되고, 점차 자궁경부암으로 진행할 수 있습니다. 인유두종바이러스는 성적 접촉뿐 아니라 손과 구강을 비롯한 피부, 태반을 통해서도 감염됩니다. 여성의 경우 평생을 거쳐서 인유두종바이러스 감염을 경험하는 경우가 70% 이상인 것으로 알려져 있을 만큼 인유두종바이러스 감염은 매우 흔히 볼 수 있으며, 대부분 암 발생과 무관한 일시적 감염인 경우가 많습니다. 하지만, 인유두종바이러스 감염이 지속되는 경우에는 자궁경부암과 관련이 있기 때문에 감염 지속 및 세포 변성을 확인하기 위해서 정기적인 의료진의 진찰이 필요합니다.

인유두종바이러스는 종류가 아주 많아 지금까지 알려진 것만 130여 종인데, 암 발생 기전(機轉, mechanism)과 관련해서 고위험군(대표적으로 16형, 18형)과 저위험군(대표적으로 6형, 11형)으로 나뉩니다. 저위험군은 인체 표피에 사마귀를 만드는 등 일시적 감염을 일으키고, 시간이 지나면 소실되는 경우가 많습니다. 고위험군 바이러스 역시 일시적으로 지나가는 감염이 대부분(90% 이상)이나, 여러 가지 원인에 의해 지속적인 감염 상태를 유지할 경우엔 자궁경부암의 전단계인 자궁경부 이형성증(異形成症)으로 발전하고 이 중 일부는 자궁경부암으로 진행하게 됩니다.

33. 자궁경부암을 예방하는 백신은 있나요?

자궁경부암의 주원인인 인유두종바이러스에 대해서는 예방접종이 가능합니다. 백신 접종은 어깨 근육에 6개월간 3회에 걸쳐서 합니다. 성생활을 하는 보통 여성의 약 80%는 평생 동안 적어도 한 번 이상 인유두종바이러스에 감염되는 것으로 알려져 있으므로 예방접종을 받는 게 좋습니다.

하지만 예방 백신으로 자궁경부암을 완벽하게 막을 수는 없습니다. 이 백신은 수많은 인유두종바이러스 가운데 자궁경부암을 유발하는 대표적인 고위험 바이러스 몇 종류의 감염을 막는 것으로, 전체 자궁경부암의 약 80% 정도를 차단할 수 있습니다만, 백신으로 해결되지 않는 나머지 20%가 있으므로 정기적으로 자궁경부암 검진을 받을 것을 권합니다. 백신은 성경험이 없는 청소년기에 맞는 게 가장 효과적이며, 현재 권장되는 접종 연령은 9세~26세입니다. 그러나 성경험이 있거나 나이가 많은 경우 역시 예방접종이 효과 있다는 보고도 있지만 추가적인 연구가 필요합니다.

34. 헬리코박터균에 감염되면 위암에 잘 걸린다지요?

우리의 위에서는 강력한 위산이 분비되고 있어 웬만한 균은 살지 못합니다. 그러나 유일하게 헬리코박터균은 위에서 살 수 있습니다. 전 세계 인구의 50%, 우리나라 성인은 60~70%가 감염되어 있

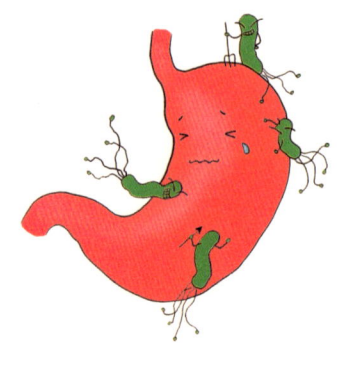

을 정도로 흔한 세균입니다.

헬리코박터균에 감염되어도 대부분은 아무 증상이 없습니다만 드물게 위염이나 위·십이지장 궤양을 유발하며, 더 드물게는 위암을 발생시키기도 합니다. 외국의 연구에 따르면, 헬리코박터균에 감염된 사람의 위암 발생 위험도는 감염되지 않은 사람의 3배라고 합니다. 우리나라에서는 그보다 낮아 1.6~1.7배로 보고되었습니다. 이처럼 우리나라의 수치가 낮은 것은 위암 발생에서 헬리코박터 감염 외에 짜거나 탄 음식, 흡연 등 다른 요인들의 역할이 적지 않음을 시사합니다.

건강한 사람의 경우엔 헬리코박터균에 감염되었다 해도 누구나 치료를 권하지는 않습니다. 이 균이 정상인에게서 위암을 유발하는 경우는 아주 드물기 때문입니다. 하지만 일부 고위험군의 사람들에게는 제균 치료를 권장합니다. 2009년 대한상부위장관·헬리코박터학회에서 제시한 치료 대상은 다음과 같습니다. 반흔을 포함한 소화성 궤양 및 변연부 B세포 림프종(MALT type) 환자, 조기 위암 환자, 위암 환자의 직계가족, 설명되지 않는 철분 결핍 빈혈을 앓고 있는 사람, 만성 특발 혈소판감소증인 사람 등입니다.

헬리코박터의 1차 표준 치료로는 위산 분비를 차단하는 프로톤 펌프 억제제(proton-pump inhibitor, PPI)와 항생제 아목시실린

(amoxicillin), 클라리스로마이신(clarithromycin)을 1~2주 투여하는 3제요법(triple therapy)을 권하고 있습니다.

35. 요구르트를 먹으면 유산균이 헬리코박터균을 없앤다던데요?

사람의 장 속에는 4만 종 이상의 세균이 살고 있고, 이들 대부분은 인간과 공존하며 진화해왔다고 합니다. 유산균도 이러한 장내 세균의 일종으로, 장을 깨끗하게 청소하는 정장(整腸) 작용을 합니다. 최근 들어 이 유산균을 이용해 헬리코박터 감염을 줄일 수 있는지에 대한 관심이 높아졌습니다. 유산균이 헬리코박터균을 억제한다는 점은 실험실 연구에서 증명된 바 있습니다. 그리고 항생제를 이용한 헬리코박터균 제균 치료에 유산균을 함께 복용하면 제균 효과가 높아지고 항생제 복용에 의한 부작용을 줄여준다는 보고도 있습니다. 그러나 유산균만으로 헬리코박터균을 없앨 수는 없습니다.

유산균은 위산을 이겨내지 못하는 장내 세균이기 때문에 일반적으로 위 내부에는 존재하지 않습니다. 이에 반해 헬리코박터균은 위 점액 속 깊숙이에 살고 있으므로, 유산균이 든 요구르트를 많이 먹는다 해도 헬리코박터가 있는 곳까지 도달하기 어렵고, 위 내에 장시간 머물러 있을 수 없습니다. 따라서 요구르트를 먹어서 헬리코박터를 제균하는 것은 실제로 불가능합니다.

요구르트가 도움이 되는 부분이 있기는 합니다. 헬리코박터 감염을 치료하려면 항생제를 1~2주 복용해야 하는데, 이때 장내의 이로운 세균들도 같이 죽기 때문에 설사나 복통이 생길 수 있습니다. 따라서 항생제 복용 기간에 요구르트를 같이 먹으면 거기에 들어 있는 유산균 덕에 장내 세균의 정상화가 훨씬 빨라질 수 있습니다.

36. 기생충 때문에 암이 생길 수도 있습니까?

기생충은 말 그대로 우리 몸속에 붙어서 양분을 빨아먹고 사는 감염체입니다. 기생충 감염이 암으로 이어지는 경우는 많지 않지만 그중 간흡충, 즉 간디스토마는 담도암과 관련이 있습니다. 간흡충은 잉어, 참붕어, 붕어 같은 민물고기를 날로(회로) 먹는 경우에 감염되는데, 사람 몸속에 들어와서 쓸개즙(담즙)이 내려가는 길인 담도(膽道)의 벽에 붙어 기생합니다. 우리나라는 1970년대 이후 기생충 박멸사업을 적극적으로 벌인 데다 화장실 개량, 손 씻기, 익혀 먹기 등이 일반화하면서 위생 수준이 향상됐기 때문에 기생충 감염이 크게 줄어들었습니다. 그러나 낙동강 유역 등 일부 지역에서는 아직도 간흡충 감염이 40%에 이를 정도로 많습니다.

간흡충에 감염되어도 대부분은 특별한 증상이 없지만, 그것이 담도 벽에 붙어 기생하면서 염증 반응과 상처를 남기게 되고, 알(충란)을 배출해 담도에 찌꺼기가 끼게 합니다. 이 같은 감염 상태가 10년 이상 지속되면 담도암으로 발전할 수가 있습니다.

다행히도 간흡충 감염에 대한 효과적인 치료제가 있습니다. 구충제인 프라지콴텔(Praziquantel)을 단 하루 세 번만 복용하면 치료가 가능합니다. 그러나 치료 후 민물회를 먹게 되면 또다시 감염될 수 있다는 데 유의해야 합니다. 민물고기를 충분히 익혀서 먹으면 간흡충 감염을 예방하고, 나아가 담도암의 위험도 대부분 피할 수 있습니다.

37. 암 환자와 성관계를 가지면 암이 전염될 수 있나요?

전혀 그렇지 않습니다. 암은 여러 가지 발암 요인들이 오랜 기간 작용해 발생하는 대표적인 만성질환으로, 암 환자와의 신체 접촉에 의해 옮는 전염병이 아닙니다.

성생활은 인간의 자연스러운 활동으로, 암 환자라 해도 치료 후 체력이 회복되면 정상적으로 하는 것이 좋습니다. 애정 어린 스킨십은 심리적 안정에 도움이 되어 암을 이겨낼 수 있는 정신력과 면역 능력이 더욱 강해질 수 있습니다.

B형 간염바이러스에 감염되면 성인의 약 1~10%가 만성 B형 간염바이러스 보유자가 되는데, 이들의 30~40%가 간경변증으로 진행되고, 이 중 연간 1.5~6.6%가 간암으로 발전한다. C형 간염바이러스는 B형에 비하여 만성화되는 비율이 높아서, C형 간염바이러스에 감염되면 80~90%가 만성 C형 간염이 된다. 만성 C형 간염 환자의 20~30%가 간경변증으로 진행되고, 이 중 2~4%가 간암으로 발전한다.

음식과 암

38. 암을 예방하려면 어떻게 먹어야 하지요?

특정 식품이나 영양소만으로 암을 예방할 수는 없습니다. 보건복지부가 국립암센터와 함께 제정한 '국민 암 예방수칙'에는 식습관과 직접적으로 관련된 항목으로 '채소와 과일을 충분하게 먹고, 다채로운 식단으로 균형 잡힌 식사하기'와 '음식을 짜지 않게 먹고, 탄 음식을 먹지 않기'가 있습니다. 모든 영양소가 적당량 포함된 균형 잡힌 식사로 좋은 영양 상태를 유지하면 암을 예방할 수 있다는 뜻입니다.

암 예방을 위한 식생활의 기준은 다음과 같습니다.

1. 채소와 과일을 충분히 섭취합니다.
2. 우유 및 유제품을 매일 먹습니다.
3. 지방 섭취를 줄이고 활동량을 늘려 표준 체중을 유지합니다.

4. 너무 짜거나 뜨거운 음식을 피합니다.

5. 불에 직접 탄 음식이나 훈제한 식품은 피합니다.

39. 채소와 과일을 충분히 먹으면 암을 예방할 수 있나요?

대부분의 채소와 과일은 에너지, 지방, 포화지방, 나트륨의 함량이 낮으며 우리 몸의 콜레스테롤도 낮춰줍니다. 채소와 과일을 많이 섭취하면 대장암, 위암, 직장암, 폐암, 인두암의 예방에 확실한 효과가 있으며, 유방암과 방광암, 췌장암, 후두암의 예방에도 관련이 있는 것으로 알려졌습니다.

국제암연구소(IARC)에서 암 예방을 위해 권장하는 과일과 채소의 최소 섭취량은 하루 600g입니다. 이는 과일과 채소의 다양한 성분들이 골고루 우리 몸에 들어갔을 때 암 예방에 좋다는 여러 연구 결과들에 따른 것입니다. 그러나 암 예방에 특별히 좋은 과일이나 채소가 따로 있는 건 아니기 때문에 여러 채소와 과일을 두루 섭취해야 합니다. 채소와 과일에 들어 있는 비타민A, 항산화비타민(베타카로틴, 비타민C, 비타민E 등), 비타민B6, 엽산, 무기질, 섬유소, 그리고 피토케미컬(식물에 함유된 자연 화합물)등이 암의 위험을 줄이는 것으로 알려져 있습니다.

이처럼 몸에 좋다는 채소와 과일을 어떻게 먹어야 가장 효과적일지를 궁금해 하는 분들이 많습니다. 치아가 부실해 충분한 양의 채소를 섭취할 수 없는 경우라면 갈아서 먹는 것도 괜찮습니다. 그러나 갈아 먹는 과정에서 일부 영양소가 파괴될 뿐 아니라 채소 자체의 맛을 느끼기가 어려울 수 있고, 무엇보다도 농축된 형태로 섭취하다보면 과다 섭취의 문제가 생길 수 있습니다. 따라서 가능한 한 갈아 먹기보다 본디의 신선한 형태로 먹는 편이 좋습니다.

채소와 과일의 섭취를 늘리는 방법

— 매끼 식사 때 김치 외에 채소 반찬을 두세 가지 이상 먹습니다.
— 국은 되도록 채소 국으로 하며, 국물보다 건더기를 충분히 먹습니다.
— 고기나 생선 반찬을 먹을 때마다 반드시 채소 반찬을 함께 먹습니다.
— 고기는 양파, 버섯, 당근, 마늘 등 채소를 많이 넣어 조리합니다.
— 장아찌나 조림보다는 나물이나 생채 형태로 조리합니다.
— 손쉽게 간식으로 먹을 수 있도록 과일이나 채소를 항상 준비해둡니다.
— 외식을 할 때도 채소 반찬이 많이 따라 나오는 음식을 먹도록 합니다(예: 한정식, 쌈밥, 비빔밥, 회덮밥 등).
— 빵이나 햄버거, 피자, 스파게티 등을 먹을 때는 반드시 샐러드를 주문합니다.

피토케미컬이란?

피토케미컬(phytochemical)은 과일과 채소, 곡류 등의 식물에 함유되어 있는 생리활성을 지닌 자연 화합물로('phyto-'는 '식물'이라는 뜻의 접두사), 그 자체가 영양소는 아니지만 비타민, 무기질, 섬유소 등의 영양소와 더불어 우리 몸이 건강해지도록 도와주는 역할을 합니다. 피토케미컬은 과일과 채소의 색(초록색, 노란색, 빨간색, 청보라색, 흰색)과 관련이 크며, 따라서 다양한 색의 과일과 채소를 섭취하는 것이 심장질환 같은 만성질환이나 암에 걸릴 위험성을 낮춘다고 알려져 있습니다. 그러나 피토케미컬의 권장량에 대한 연구는 아직 부족한 상태입니다.

피토케미컬은 크게 카로티노이드(carotinoids), 페놀(phenolics), 알칼로이드(alkaloids), 질소 함유 화합물(nitrogen-containing compounds), 유기황화합물(organosulfur compounds)로 나눌 수 있는데, 이중 가장 많이 연구된 것은 카로티노이드와 페놀입니다. 피토케미컬의 유익한 기능으로는 항산화 작용, 해독 작용, 면역 기능, 호르몬 작용, 항박테리아와 항바이러스 기능 등이 있으나, 자세한 내용은 아직 밝혀지지 않은 부분이 많습니다.

40. 비타민도 암을 막는 데 도움을 줍니까?

비타민은 주 영양소는 아니면서도 우리 몸의 정상적인 성장과 생리 작용을 유지하는 데 반드시 필요한 유기화합물의 총칭입니다. 비교적 소량만 필요하지만 체내에선 생성되지 않습니다. 비타민은 암 예방에 도움을 줄 수 있으나, 적정량보다 많이 섭취했을 때의 안정성과 영향을 아직 확실하게 알지 못하기 때문에 일상의 식생활에 특별한 문제가 없는 경우라면 영양보충제보다는 채소나 과일 등을 통해 충분히 섭취하는 편이 낫습니다.

최근 수년간 비타민과 화학적 암 예방의 관련성에 대해 많은 연구가 진행되고 있습니다. 이런 가운데 비타민에 대한 대중의 관심이 커지면서, 간편하게 알약으로 건강을 강화할 수 있다는 등의 과장 광고를 하는 업체들이 많아졌고, 식사를 제대로 챙기지 못하거나 영양 문제를 걱정하는 많은 사람이 비타민을 맹신하게 되었습니다. 그러나 암 예방에 도움을 주는 항산화(抗酸化) 비타민을 영양보충제로 다량 섭취할 경우 암을 예방하기보다 오히려 암의 위험을 증가시킨다는 연구 결과들이 일부 보고되고 있습니다.

미국 국립암연구소에서 5년간 추적 조사를 한 결과, 일주일에 7가지 이상의 종합 비타민제를 먹은 사람이 그러지 않은 사람에 비해 전립선암(전립샘암)의 발병률이 30% 이상 높게 나타났다고 합니다. 비타민E(토코페롤)의 경우, 종류에 따라 우리 몸에 미치는 영향이 다릅니다. 쥐를 대상으로 한 실험에서 옥수수 또는 콩에 함유된

감마토코페롤 성분은 세포를 파괴했으나, 올리브기름이나 아몬드, 해바라기씨 및 겨자씨의 알파토코페롤은 그런 작용이 없는 것으로 나타났습니다. 또한 비타민C가 암을 악화시킬 수 있다는 연구 결과가 발표되었습니다.

또한 비타민A를 과량 섭취할 경우엔 임산부의 기형아 출산 가능성이 증가하고, 비타민B는 손발 저림, 감각 이상 등의 증상이 나타나며, 비타민D는 식욕부진, 오심, 구토 등의 증상을, 비타민E는 응고 기능 방해로 인한 출혈을 일으킬 수 있습니다. 특히 노인이나 알코올 의존성 환자 등은 미량의 종합비타민제를 복용해도 독성이 나타날 수 있으므로 주의가 필요합니다.

41. 짠 음식이 안 좋은 이유는 뭔가요?

소금이나 소금에 절인 음식은 위암에 걸릴 확률을 높이는 것으로 추정됩니다. 실제로 소금에 절인 음식을 많이 먹는 아시아 국가들에서 위암 발생률이 높다고 보고되었습니다. 우리나라 사람을 대상으로 한 연구에서도 짠 음식을 좋아하는 사람은 그렇지 않은 사람에 비해 위암 발생 위험이 10% 정도 높아진다고 합니다. 일본에서 소금 섭취량과 위암 발병률을 연구한 결과 젓갈류가 위암을 일으킬 확률이 가장 높았는데, 이는 위암이 소금 총량보다 농도에 더 영향을 받기 때문이라고 합니다.

소금 자체는 발암물질이 아니지만, 고농도의 소금이 위 점막의 세포를 지속적으로 손상하면 음식 속의 발암물질들이 손상된 세포에 더 잘 흡수되므로, 그 점만 가지고도 위암에서는 소금이 간접적 발암물질이라 할 수 있습니다.

한편 위 점막의 세포를 손상해 궤양이나 위암을 일으키는 것으로 알려진 헬리코박터균과 소금의 상관관계를 조사한 연구에서는, 헬리코박터균에 감염된 상태에서 소금 섭취가 증가하면 위암의 발병률 역시 높아진다는 결과가 나왔습니다.

우리나라 사람들은 세계보건기구(WHO) 권장량의 3배가 넘는 소금을 섭취하고 있습니다. 비록 소금이 위암 발생에 영향을 미치

소금(염화나트륨) 섭취량을 줄이는 방법

1. 젓갈, 장아찌 등 소금에 절인 식품(염장식품)의 섭취를 줄입니다.
2. 국, 찌개는 싱겁게 만들어 먹습니다.
3. 햄, 소시지, 라면 등의 가공식품을 적게 먹습니다.
4. 간이 되어 있는 음식에 소금이나 간장을 추가로 넣지 않습니다.
5. 자연 향신료(마늘, 양파, 후추, 레몬, 식초 등)를 사용해 맛을 냅니다.

는 기전은 정확히 밝혀지지 않았지만, 위암을 예방하려면 소금 섭취를 줄이는 것이 좋습니다.

42. 고기를 구워 먹는 것을 조심하라는 말은 무슨 뜻이지요?

붉은 고기와 가공육류를 많이 섭취하면 대장·직장암의 위험이 커진다는 역학 연구가 있으며, 미국 암협회에서 제시한 식이 관련 가이드라인에서도 붉은 고기와 가공육을 많이 섭취하지 말라고 권고합니다. 또한 직화 숯불구이로 고기 등을 구울 경우 다환방향족(多環芳香族) 탄화수소(Polycyclic Aromatic Hydrocarbon, PAH, 화석연료가 불완전하게 연소하는 경우에 생겨나는 성질이 비슷한 20종류 이상의 발암성 물질을 총칭)와 헤테로사이클릭아민(Heterocyclic amine, HCA, 육류나 가금류, 어류 등을 석쇠에 구울 때 발생하는 화학물질)이 발생할 수 있으므로 주의가 필요합니다.

그러나 고기를 전혀 먹지 않는 것보다는 지방이 적은 살코기 위주로 적당히 섭취하는 편이 좋습니다. 육류의 단백질에는 생명 유지에 반드시 필요한 여러 가지 아미노산이 골고루 포함되어 있기 때문입니다.

> **발암물질(헤테로사이클릭아민, 다환방향족 탄화수소 등)의 발생을 줄이는 방법**
>
> —조리 방법을 잘 선택합니다. 튀기기나 숯불에 굽기 같은 높은 온도의 조리법을 피하고, 끓이기, 찌기 등 상대적으로 낮은 온도의 조리법을 택합니다.
> —조리 시간은 가능한 한 짧게 합니다.
> —미리 고기를 살짝 익힙니다. 굽기 전에 전자레인지 등으로 좀 익힌 다음 요리를 하면 발암물질의 발생을 줄일 수 있습니다.
> —타오르는 불꽃은 피합니다. 알루미늄 포일을 이용해 고기가 숯에 직접 닿지 않도록 하는 것도 좋은 방법입니다.

43. 우유와 유제품은 얼마나 도움이 되나요?

우유에는 건강을 유지하는 데 필요한 대부분의 영양소가 들어 있으며, 칼슘의 흡수율도 가장 좋은 식품입니다. 최근에 우유가 대장암, 유방암, 위암 등의 예방에 도움이 된다는 연구 결과들이 나오고 있습니다. 그러나 우유 및 유제품에는 포화지방이 다량 함유되어 있어 지나치게 많이 먹을 경우 체중 증가의 원인이 되고 콜레스테롤을 높일 수 있으므로 적당량만 섭취하는 게 좋습니다.

미국 농무부에서 발표한 2005년도 식사지침서에서는 우유와 유제품을 하루 3.5컵(1컵 200㎖ 기준) 정도 마시라고 권장하고 있습니다. 우리나라의 경우는 소아와 청소년은 하루에 우유 2컵을, 성인은 1컵 정도를 권장합니다. 사람에 따라 우유를 마시면 배가 더부룩해지거나 설사 등의 증상이 생기는 것은 유당분해효소결핍증(혹은 유당불내증) 때문인데, 이런 경우에는 조금씩 나누어 마시거나, 유당이 분해된 우유를 택하거나, 유당 함량이 낮은 치즈, 요구르트 같은 유제품을 들면 됩니다.

44. 콩밥, 두부, 된장국은 좋다고도 하고 나쁘다고도 하던데요.

서구인에 비해 아시아인의 유방암 발생률이 낮은 것은 아시아 사람들이 콩을 많이 먹기 때문이라고 보고된 바가 있습니다. 특히 콩의 주요 성분인 이소플라본(isoflavone)은 여성호르몬인 17-베타 에스트라디올(estradiol)과 유사한 구조를 가지고 있어 직접적으로 에스트로겐 수용체와 결합하고 그 기능들을 조절하는데, 특히 내인성 에스트로겐(신체에서 자연적으로 분비되는 에스트로겐)의 효과를 감소시킴으로써 유방에서 암세포 증식을 억제하는 항암물질 구실을 합니다. 이소플라본은 에스트로겐 활성과는 상관없이 독립적으로도 항증식작용, 혈관생성 억제, 항산화작용, 항염증반응 등에 관여해 암세포의 증식과 성장을 억제합니다.

　콩의 이소플라본은 위암의 위험을 감소시키는 항산화작용도 한다고 알려졌습니다. 그러나 한국인과 일본인은 콩으로 만든 음식을 많이 섭취하는데도 다른 나라 사람들보다 위암 발생률이 높습니다. 이는 발효된 콩 식품을 많이 섭취하기 때문으로 생각됩니다. 발효된 콩은 제조와 저장 과정에서 소금과 질산염이 많아지고 주요 영양소를 잃을 수 있기 때문에 위암 발생 감소에 도움이 안 된다는 것입니다. 소금과 염장식품의 섭취는 위암 발생의 한 요인으로 이미 알려져 있습니다. 하지만 지금까지의 연구들에서는 콩 식품의 발효 여부와 위암의 연관성이 충분히 조사되지 않았기 때문에 더 철저한 연구가 필요합니다.

　따라서 발효된 콩 식품보다는 발효되지 않은 콩 식품이 더 좋을 수 있음에 유념하면서, 균형 잡힌 식단의 한 부분으로 여러 가지 콩 음식을 골고루 섭취한다면 별 문제가 없을 터입니다.

45. 암 발생 가능성을 가급적 줄이는 요리법을 알려주세요.

　한마디로, 음식을 태우지 않고 짜지 않게, 담백하게 요리하는 것이 암 예방을 위한 올바른 요리법입니다. 지방을 줄이고 짜지 않게 해 먹는 요령은 다음과 같습니다.

지방 섭취 줄이기

— 식물성 기름을 적당량만 사용합니다.

— 튀김보다는 조림, 구이, 볶음 등 기름이 적게 들어가는 조리 방법을 택합니다.

— 고기는 기름이 많은 갈비나 삼겹살, 닭 껍질보다는 살코기를 먹습니다.

유전과 암

46. 우리 가족에는 암 환자가 유난히 많은데 유전 때문일까요?

암은 세포의 사멸을 관장하는 유전자에 돌연변이가 생겨 발생하는 질병입니다. 이 점에서 모든 암은 유전성 암이라고 할 수도 있습니다. 하지만 일반적으로 말하는 유전성 질병이란 부모로부터 물려받는 것을 가리킵니다. 태어날 때부터 특정 유전자의 돌연변이를 지닌 경우, 암에 대한 감수성이 높을 수 있습니다. 암이 생길 확률이 높고, 보다 이른 나이에 발생할 수 있다는 얘기입니다. 이처럼 암에 대한 감수성이 높은 유전자는 자손에게 유전될 수 있는데, 그로 인해 발생하는 암을 유전성 암(hereditary cancer)이라고 합니다.

유전성 암은 대장암, 유방암, 난소암 등에서 흔히 보입니다. 이들 종양의 5~10%가 유전적 원인과 관련된 것으로 알려졌습니다.

예컨대 가족성 용종증이라는 질환에서 발생하는 대장암은 APC(adenomatous polyposis coli) 유전자라는 것의 돌연변이가 원인임이 밝혀진 대표적인 유전성 암입니다. 비교적 드문 유전성 암으로는 다발성 내분비종양 증후군(우리 몸의 호르몬을 만드는 장기인 부신, 뇌하수체, 갑상선 등에 종양이 생기는 질환), 신경섬유종증(신경에 종양이 발생하는 질환), 망막모세포종(어린아이의 눈에 발생하는 종양), 폰히펠·린다우 증후군(Von Hippel-Lindau syndrome, 유전성 신장암) 등이 있습니다.

한편 유전성 암과 혼동되기 쉬운 가족성 암(familial cancer)이라는 개념이 있습니다. 가족성 암과 유전성 암은 흔히 같은 뜻으로 쓰이지만, 엄밀히 말하면 다른 개념입니다. 유전성 암은 원인이 되는 유전자가 정확하게 밝혀진 암이고, 가족성 암이란 원인 유전자를 확실하게 알지는 못하나 같은 환경에 노출된 가족 구성원들에게 같은 종류의 암이 발생했을 때 그 환경적 요인에 의한 암까지를 포함하는 더 큰 개념입니다. 음식을 짜게 먹고, 비만하고, 운동을 적게 하는 경우 암에 걸릴 위험이 커지는데, 이러한 생활습관은 가족이 공유하는 경우가 많으므로 가족 내 암 발생이 많아질 수 있습니다.

47. 유전되는 암도 예방이 가능합니까?

유전되는 암이든 생활습관을 공유하기 때문에 생기는 암이든 예방이 가능합니다. 오히려 가족 중에 암 환자가 있으면 더 관심을 가지고 예방에 힘쓰게 됩니다. 이럴 경우 유전성이 아닌가 걱정된다면 더더욱 신경을 써서 건강한 생활습관을 유지하는 한편, 전문의와 상담하여 암 검진을 받는 것이 좋습니다.

48. 암 환자가 있는 가족이 챙겨봐야 할 점은 무엇인가요?

우선 환자의 암 발생 원인에 대한 정보를 숙지해서 가족이 공유하는 건강치 못한 생활습관이 있다면 고치는 것이 중요합니다. 예컨대 위암 환자가 있다면 가족들이 음식을 짜게 먹는지, 외식을 많이 하는지, 탄 음식을 많이 먹지는 않는지 등 식습관을 잘 살펴볼 필요가 있습니다. 대장암 환자가 있다면 육류를 선호하는 가족인지, 야채나 과일 섭취가 적지는 않은지, 운동은 하고 있는지, 그리고 건강 체중을 유지하고 있는지 등을 두루 점검해야 합니다. 그러나, 지나친 걱정은 삶의 질을 떨어뜨립니다.

암에 대한 감수성이 높은 유전자는 자손에게 유전될 수 있는데, 그로 인해 발생하는 암을 유전성 암이라고 한다. 유전성 암과 혼동되기 쉬운 것으로 가족성 암이라는 개념이 있다. 가족성 암과 유전성 암은 흔히 같은 뜻으로 쓰이지만, 엄밀히 말하면 다른 개념이다. 유전성 암은 원인이 되는 유전자가 정확하게 밝혀진 암이고, 가족성 암이란 원인 유전자를 확실하게 알지는 못하나 같은 환경에 노출된 가족 구성원들에게 같은 종류의 암이 발생했을 때 그 환경적 요인에 의한 암까지를 포함하는 더 큰 개념이다.

환경과 암

49. 볕에 탄 구릿빛 피부에 피부암이 잘 생기나요?

구릿빛 피부를 선망해 의도적으로 햇볕이나 태닝(tanning) 기계로 피부를 태우는 사람이 있습니다. 하지만 태양광선 중 자외선은 피부암을 증가시키는 요인이어서 국제암연구소에서는 태양광선과 자외선 방출 태닝 기계를 '인체 발암물질(Group 1)'로 명확히 분류하고 있습니다. 그런 만큼 피부암 예방을 위해 태양광선에 너무 노출되지 않도록 하고 피부 태닝 기계의 이용을 자제하며, 외출할 때는 자외선 차단제를 바르고 필요하면 선글라스도 쓸 것을 권합니다.

50. 일상에서의 전자파 노출은 얼마나 위험합니까?

요즘 사람들은 휴대전화와 전자제품의 보편화로 인해 지속적으로 전자장(즉 전자파)에 노출되고 있습니다. 누구나 갖고 다니는 휴대전화의 경우, 국제암연구소(IARC)에서는 그 사용자가 노출되는 무선주파수 전자기장(radiofrequency electromagnetic fields)을 '발암 가능성이 있는 물질(Group 2B)'로 분류했습니다. 이것은 암이 생길 가능성이 있다는 뜻이기도 하지만 아직은 명확하지 않다는 뜻이기도 합니다. 따라서, 지나치게 불안해 할 필요는 없습니다.

하지만 불안감이 든다면 명확한 인과관계가 밝혀질 때까지는 휴대전화 사용을 자제하고, 사용하더라도 통화를 짧게 하며 되도록 핸즈프리 방식이나 문자 메시지를 이용하면 좋을 것입니다. 특히 소아와 청소년은 뇌와 신경조직이 아직 성장기에 있고 조직 내 전자파 투과가 성인에 비해 쉽기 때문에 불필요한 통화 자제, 핸즈프리 사용, 쓰지 않을 때는 가방에 넣어두기 등으로 전자파 노출을 최소화하는 게 좋습니다.

송전선 및 가정에서 사용하는 전자제품에서 발생하는 극저주파 전자장(extremely low frequency electromagnetic fields)은 국제암연구소에 의해 '발암성이 불확실한 물질(Group 3)'로 분류되어 있습니다. 극저주파 전자장 노출이 직접적으로 암 발병률을 높인다는 연구 결과는 별로 없으므로 크게 염려하거나 노출 방지를 위해 별도의 노력을 기울일 필요는 없습니다. 다만 예방 차원에서 송전선이나 각종 전자제품과 일정한 거리를 두고, 가급적 극저주파 전자장 방출이 적도록 만든 제품을 사용하는 게 좋겠습니다.

51. 집안 공기 중에도 발암물질이 있다던데요?

집안 공기 중에는 매우 다양한 유해물질이 존재할 수 있습니다. 그중 하나인 포름알데히드(formaldehyde)를 살펴보겠습니다. 이는 집안 인테리어나 도장 마감제에 사용되는 대부분의 접착제와 충전제에 포함된 화학 성분으로, 특히 새집의 공기에서 아주 높은 농도로 검출됩니다. 이른바 새집증후군의 원인 물질 중 하나이기도 합니다.

포름알데히드는 국제암연구소가 규정한 인체 발암물질(Group 1)로, 최근 연구 결과 비강암 외에 백혈병의 발병과도 관련이 있다고 보고됐습니다. 세계보건기구는 가이드라인에서 실내 공기 중 포름알데히드의 농도를 1입방미터당 100 마이크로그램($100\mu g/m^3$, $1\mu g$=100만분의 1g) 이하로 규제할 것을 권고하고 있으며, 우리나라 '다중이용시설 등의 실내공기질관리법'에서는 $120\mu g/m^3$을 제한 농도로 규정하고 있습니다. 그러나 신축 건물이거나 새롭게 집안 인테리어를 한 경우, 그리고 MDF(중질섬유판) 등의 합성목재로 만든 가구를 새로 구입한 경우에는 이를 훨씬 초과하는 농도가 검출됩니다. 미국의 예를 들면, 오래된 일반 가옥의 포름알데히드 평균 농도는 $120\mu g/m^3$ 이하지만 합성목재 제품이 많은 가옥은 대부분

360μg/㎥ 이상인 것으로 조사되었습니다.

이처럼 집안의 공기, 특히 신축 건물이나 인테리어 공사를 새로 한 집의 공기 중에는 다양한 질병과 심지어 암까지 일으킬 수 있는 유해물질이 포함돼 있다는 데 유념해야겠습니다. 실내 포름알데히드 농도를 줄이기 위해서는 이를 적게 방출하는 건축자재와 가구를 사용하고, 에어컨디셔너와 제습기를 이용해 적정 온도와 낮은 습도를 유지하는 게 좋습니다. 혹 포름알데히드 오염원(가구 등)을 들여왔을 경우엔 자주 환기를 해야 합니다.

52. 석면이 해롭다고 하는데 가정집엔 어떤 곳에 숨어 있지요?

석면은 내구성, 내약품성, 전기절연성 등이 뛰어난 데다 값도 싸서 건설자재, 전기제품 등 여러 용도에 사용되어 왔습니다. 가정집에도 지붕과 외벽 자재, 단열재, 방음재로 많이 쓰이며, 사무실에서는 칸막이나 천장의 마감재로 사용되었습니다.

석면은 인체 발암물질로, 우리의 호흡기가 석면에 장기간 노출되면 15~40년의 잠복기를 거쳐 석면폐증, 폐암, 악성 중피종(中皮腫) 등이 생기게 됩니다. 이에 따라 지난 2007년에 규제가 시작돼 2009년부터 산업안전보건법에 의해 석면 함유 0.1% 이상 제품의 제조·수입·사용이 전면 금지되었습니다. 또한 2011년 1월부터는 석면 광산이나 석면 공장 주변에 사는 주민들과 환경성 석면 노출로 인한 건강 피해자들을 구제하기 위한 석면피해구제법이 시행되고 있습니다.

가정집에서 석면은 그것이 들어간 절연체, 천정재, 바닥 타일 등이 파손됐을 경우 분진 형태로 나와 호흡기로 들어옵니다. 오래된 가옥을 수리하기 위해 해체할 때도 마찬가지입니다. 가족 중에 석면 광산 석면이 포함된 물질을 사용하는 사업장에서 일하는 사람이 있으면 그의 손이나 옷에 묻어온 석면에 가족이 노출될 수도 있어 주의를 요합니다.

53. 종종 플라스틱 용기에 음식을 담아 먹는데 괜찮을까요?

TV와 인터넷을 통해 의학 상식이 보편화되는 가운데 환경호르몬 등 내분비교란물질(동물체의 내분비 계통의 기능을 깨뜨리거나 성기능 장애 등을 일으키는 유해 환경 물질)에 관한 국민의 관심이 급속히 커지면서 플라스틱 용기 사용에 대한 우려의 소리도 높아지고 있습니다.

우리나라에서 사용되고 있는 플라스틱 제품의 재질은 폴리프로필렌, 폴리카보네이트, 폴리에틸렌, 멜라민수지, 아크릴로니트릴부타디엔스티렌, 테레프탈레이트, 플리스티렌 등이며 밀폐용기, 컵, 도시락, 바구니, 물통, 양념통, 주방 소도구 등 주로 식품을 담는 용도로 사용되고 있습니다.

플라스틱 용기에 들어 있는 내분비교란 의심물질의 암 유발 가능성에 대해서는 아직 확실한 결론을 내리기 어렵습니다. 최근 유럽연합(EU)이 유아용 젖병에 사용하는 것을 전면 금지한 비스페놀

A(BPA)도 국제암연구소에서는 '발암성이 불확실한 물질(Group 3)'로 분류하고 있습니다. 따라서 플라스틱 용기를 쓰는 데 대해 과도하게 염려할 필요는 없으나, 그래도 불안감이 든다면 예방 차원에서 플라스틱 용기의 사용을 자제하거나 주의해서 쓰십시오. 식품의약품안전청 자료에 나온 안전 사용 요령을 한 가지만 보면, 플라스틱 용기를 전자레인지에 넣을 때는 그래도 되는 것인지 제품 설명서 등으로 반드시 확인하고, 가능한 재질이라 하더라도 조리용으로 장시간 사용하지는 말아야 합니다.

54. 냄비 코팅에 발암물질이 들어 있다던데 위험하지 않은가요?

주부들이 주로 사용하는 주방기기는 코팅이 되어 있습니다. 특히 조리기기인 프라이팬, 냄비, 전기(압력) 밥솥, 가스레인지 상판의 불판 등에 코팅이 되어 있습니다. 음식물이 눌어붙지 않도록 하는 테플론 코팅(Teflon coating)은 불소 수지(플루오린 수지)를 도료화해 페인트처럼 표면에 적당량을 스프레이한 후 일정한 온도에서 가열, 소성(燒成)을 거치면 비활성의 단단한 코팅 층이 형성되는 것입니다. 테플론 코팅을 할 때 생성되는 화학복합물에는 퍼플루오르옥탄산염(PFOA)이라는 게 있는데, 오래 사용해서 코팅이 얇아진 용기에 음식을 담아 조리하면 이 물질이 녹아들어 인체에 암을 유발할 가능성이 있습니다.

인체에 대한 퍼플루오르옥탄산염의 영향은 아직 과학적 근거가 충분치 않습니다만, 워낙 자주 사용하기 때문에 일단 조심하고자 한다면 테플론으로 코팅한 주방기기보다는 스테인리스나 옹기 또는 무쇠 소재로 된 것을 사용하는 편이 좋겠습니다.

55. 드라이클리닝 해온 옷도 조심하라면서요?

드라이클리닝에 사용되는 용매 중에 테트라클로로에틸렌(사염화에틸렌)이 있습니다. 세계보건기구 산하 국제암연구소에서 '발암 가능성이 높다고 추정되는 물질(Group 2A)'로 분류하고, 미국 환경보호청(Environmental Protection Agency, EPA)의 국가독성관리체계(National Toxicology Program, NTP)에서도 인체 발암 의심물질이라고 평가한 것으로, 페인트·얼룩을 지우는 세제에도 들어갑니다.

테트라클로로에틸렌을 고농도로 흡입할 경우 신경계통에 영향을 주어 중독, 기억 상실, 혼란, 현기증, 피로, 졸음, 두통, 메스꺼움, 쇠약, 의식상실 등을 낳을 수 있으며 이 외에 눈, 피부, 호흡기관의 자극, 간과 신장의 손상을 유발하기도 합니다.

우리나라에서는 유해화학물질관리법상 유독물 및 취급제한 물질로, 산업안전보건법상으로는 작업환경 특정물질, 관리대상 유해물질 및 노출기준 설정 물질로 지정해 관리하고 있습니다. 일상생활에서 테크라클로로에틸렌 노출을 줄이기 위한 방법의 하나로, 드라이클리닝된 제품에서 강한 화학물질의 냄새가 나면 세탁업자에게 더 건조시켜 달라고 부탁하거나, 실내로 들여오기 전에 외부에서 비닐 커버를 벗겨 한동안 공기를 쏘이는 것이 좋습니다.

56. 화장품 색소에도 문제가 있다는 게 사실입니까?

화장품에는 방향제와 보존제, 그리고 합성 착색제인 타르 색소가 들어 있습니다. 타르 색소나 보존제에 포함된 일부 물질이 암을 유발한다는 주장이 있습니다만, 기본적으로 화장품에 들어가는 소재들은 안전성을 확인한 후 등록, 사용하게 됩니다. 특히 색소의 경우 쓰이는 부위별로 몸속에 들어가도 괜찮은 것, 점막(입속 포함)을 포함한 부위에 사용 가능한 것, 점막을 제외한 부위에만 사용하는 것 등으로 구별합니다. 식품의약품안전청은 화장품 색소의 안전관리를 위해 '화장품의 타르 색소 종류와 기준 및 시험 방법'을 제정하여 관리하고 있습니다.

57. 모발 염색제에 발암물질이 들어 있습니까?

모발 염색제를 크게 구분하면 1~2회 머리를 감고 나면 색깔이 사라지는 임시 염료, 5~10회 정도 머리를 감아야 색깔이 없어지는 반영구 염료, 그리고 머리카락이 자라 나올 때까지 색깔이 변치 않는 영구 염료가 있습니다. 많은 사람이 사용하는 것은 영구 염료로 이를 석탄타르 염료(coal-tar dyes, 콜타르 염료)라고도 하는데, 여기엔 방향족 아민과 페놀 등의 물질이 들어 있습니다. 이들 물질이 인체에 암을 유발한다는 확실한 근거는 없으나 유발 가능성이 있는 물질로 알려져 있으므로 더 많은 연구가 필요합니다.

58. 살충제를 자주 사용하기 때문에 암 발생이 걱정됩니다.

농약과 암 발생의 연관성을 따질 때 가장 중요한 점은 생업으로 하는 일과 관련된 '직업적 노출' 여부입니다. 농약에의 직업적 노출과 관련 있다고 흔히 보고되는 악성종양에는 비(非)호지킨 림프종(non-Hodgkin lymphoma), 백혈병, 다발성골수종, 연조직 육종, 전립선암, 췌장암, 폐암, 난소암 등이 있습니다. 국제암연구소(IARC)에서는 농부들에게 흔한 상황인 '살충제의 직업적 폭로'를 '발암 가능성이 높다고 추정되는 물질(Group 2A)'로 분류하고 있습니다.

우리들은 음식 섭취와 일상생활에서 다양한 농약 물질에 노출되고 있습니다. 그러나 어떤 종류의 농약에 얼마나 노출돼 있는지는 자세히 조사된 바가 없습니다. 다만 미국의 국민건강영양조사 결과 클로르피리포스(chlorpyrifos)라는 농약의 대사물질이 거의 모든 사람에게서 검출된 것을 볼 때, 농약을 직업적으로 다루는 사람뿐 아니라 일반인도 농약에 상당히 노출돼 있다고 판단할 수 있습니다. 하지만 환경성 농약 노출과 암 발생의 연관성에 대한 연구는 아직 미진한 상태입니다.

구릿빛 피부를 선망해 의도적으로 햇볕이나 태닝(tanning) 기계로 피부를 태우는 사람이 있다. 하지만 태양광선 중 자외선은 피부암을 증가시키는 요인이어서 국제암연구소에서는 태양광선과 자외선 방출 태닝 기계를 '인체 발암물질(Group 1)'로 명확히 분류하고 있다. 그런 만큼 피부암 예방을 위해 태양광선에 너무 노출되지 않도록 하고 피부 태닝 기계의 이용을 자제하며, 외출할 때는 자외선 차단제를 바르고 필요하면 선글라스도 쓸 것을 권한다.

암의 검진

59. 암 검진을 받아야 한다는데 무슨 검사를 하지요?

국립암센터는 관련 전문학회의 전문가들과 함께 국내외의 연구 결과를 종합하여 우리나라 국민이 받아야 하는 최소한의 보편적 암 검진 프로그램인 '암 검진 권고안'을 작성했습니다. 〈5대 암 검진 권고안〉은 주요 호발암(好發癌, 많이 발생하는 암)에 대한 검진 권고안 내용입니다.

단, 이 권고안은 일반인을 대상으로 개발되었으므로 암의 가족력이 있거나 암 발생 고위험군에 포함될 경우에는 전문가와 상의해서 암 검진 계획을 세워야 합니다.

〈국가 암 검진 프로그램〉

검진 대상		검진 방법	검진 주기
위암	40세 이상 남녀	위장조영검사 또는 위내시경검사	2년
간암	30세 이상 남성, 40세 이상 여성으로 간경변증이나 B형 간염바이러스 항원 또는 C형 간염바이러스 항체 양성으로 확인된 자	복부초음파검사 + 혈청알파태아단백검사	6개월
대장암	50세 이상 남녀	대장내시경검사 또는 대장이중조영검사 + 에스결장경검사	5~10년
유방암	30세 이상 여성	유방 자가검진	매월
	35세 이상 여성	유방 임상진찰	2년
	40세 이상 여성	유방촬영 + 유방 임상진찰	2년
자궁경부암	20세 이상 여성이면서 성경험이 있는 여성	자궁경부세포검사	1년

60. 언제부터 검진을 받아야 합니까?

검진 시작 연령은 암 발생률을 고려하여 결정하는데, 암 발생이 급격히 증가하는 연령보다 5년 전부터 검진을 시작하도록 권하고 있습니다. 따라서 자궁경부암의 경우 20세 이상으로 성경험을 시작한 이후부터, 위암과 유방암의 경우엔 40세부터, 대장암의 경우 50세부터 검진을 시작하도록 권고합니다. 하지만 암 발생의 위험을 높인다고 알려진 질환이 있거나 가족 중 암에 걸린 사람이 있으면 암 발생 연령이 빨라질 수 있으므로 전문가와 상의해 암 검진 시작 시점을 결정하는 게 좋습니다.

61. 검진 결과 정상이라면 암이 없다고 생각해도 되나요?

아닙니다. 암 검진에서 정상 판정을 받았더라도 "암이 없다"라고 말할 수는 없습니다. 암 검진은 증상이 있어 원인을 찾기 위한 확진검사와 달리 비교적 저렴하고 간편한 검사를 통해 암을 의심할 특별한 증상이 없는 사람들 중에 혹 암이 의심되는 사람은 없는지 찾아내는 것입니다. 이처럼 한정된 목적 아래 실시하는 검진인만큼 100% 암을 찾아낼 수는 없습니다. 또한 검사 당시에는 암의 크기가 아주 작아서 찾을 수 없다가 검사 이후 급속히 커져 나중에 발견될 수도 있습니다.

이러한 모든 가능성 때문에 권고안에 따라 정기적으로 검진을 받는 것이 중요합니다. 비록 검진 결과 정상이라는 판정을 받았더라도 언제든 암이 의심되는 증상이 나타나면 반드시 의사의 진료를 받아야 합니다.

62. 유방확대술을 받았는데 유방암 검진에 지장이 없을까요?

유방확대술을 받아도 검진을 하는 데는 문제가 없습니다. 단, 보형물을 넣은 경우엔 유방촬영 전에 미리 말을 해서 검사 도중 보형물이 터지지 않도록 주의해야 합니다. 파라핀이나 기타 이물질을 주입해서 확대한 경우라면 유방촬영술이나 유방초음파로는 '종괴(腫塊)', 즉 종양이 혹 있어도 보이지 않으므로 자기공명영상

(magnetic resonance imaging, MRI)으로 검진을 받아야 합니다.

63. 임신 중이나 수유기의 유방암 검진 방법은요?

임신 중 혹은 수유기라고 해도 검진할 수 있습니다. 다만, 엑스선을 이용한 유방촬영술보다는 태아나 산모에게 영향이 없는 유방초음파를 먼저 시행하게 됩니다. 유방초음파에서 이상 소견이 있으면 초음파의 유도 아래 조직검사를 추가하게 되고, 이상 소견이 없으면 유방암 검진 권고안에 따라 정기적으로 검사를 받으시면 됩니다. 유방촬영술은 꼭 필요하다고 판단되는 경우에 선택적으로 실시합니다. 유방암 검진에서 일차적으로 선택하는 방법은 유방촬영술이며 유방초음파는 임신 또는 수유기라는 특수한 상황에서 선택되는 검진 방법으로 유방촬영술을 대체할 수 없으므로 명심해야 합니다.

64. 유방암 검진에서 치밀유방이라는데, 이상이 있는 건 아니겠죠?

치밀유방이라는 것은 병의 일종이 아니라 유방 내 지방조직과 유선(乳腺)조직 간의 비율을 나타낸 것입니다. 흔히 동양 여성의 유방조직 구성이 지방조직보다는 유선조직의 비율이 더 높아 유방촬영술에서 하얗게 나타나는 경우가 많은데 이를 치밀유방이라 하며,

이를 보완하기 위해 유방초음파를 시행하게 됩니다.

65. 암을 찾는 데는 PET 검사가 더 효과적이라던데요?

PET(positron emission tomography) 즉 양전자방출단층촬영은 18F FDG(fluorodeoxyglucose)라는 포도당 유사체를 주입해 종양세포의 대사 변화를 보며 암의 유무 및 분포를 알아내는 검사 방법입니다. PET검사는 한 번 촬영으로 전신의 영상을 얻을 수 있고 비침습적 (非侵襲的, non-invasive, 바늘이나 관 따위를 체내에 삽입하지 않는 비외과적 인) 방법이어서 효과적인 검진 수단으로 생각되기 쉽습니다.

그러나 이 검사는 방사선 조사량이 많고, 해상도가 낮아 5mm 이하의 종양은 발견하기 어려우며, FDG가 소변으로 배설되므로 비뇨기에 생긴 암은 확인할 수 없고, 비용도 비싸기 때문에 암 검진 목적의 선별검사로는 권하지 않습니다. 또한 암이 아닌 염증성이나 감염성 질환에서도 포도당 대사가 증가하기 때문에 암으로 오진해 불필요한 검사를 추가하게 될 수 있고, 위암의 경우 위벽의 정상적인 배후방사능으로 인해 종양과의 감별이 어렵습니다. 이러한 이유들로 인해 PET검사가 내시경검사나 조영촬영술을 대체할 수 없는 실정입니다. 아무리 좋은 점이 있는 검사라도 대규모로 수행되는 검진 프로그램에서는 비용이나 검사 시의 민감도와 특이도를 고려하지 않을 수 없습니다. 따라서 연령, 과거 병력과 위험요인 등을 고려해 의료진과의 상담 후 적절한 암 검진 방법을 선택하는 것이 필요합니다.

66. 폐경을 했는데도 자궁경부암 검진을 받아야 하나요?

폐경 이후에도 자궁경부암에 걸릴 수 있으므로 매년 자궁경부암 검진을 받는 게 좋습니다. 폐경 당시에 자궁경부암 검사가 정상이었고, 성관계가 없는 경우에도 잠복 감염되어 있던 인유두종바이러스가 활성화되어 자궁경부암을 유발할 수 있습니다. 우리나라의 자궁경부암 검진 권고안은 만 20세 이상이면서 성경험이 있는 모든 여성에게 자궁경부세포검사를 추천하고 있습니다. 검진 주기는 1년 간격이지만 진단이나 치료, 추적검사의 필요성에 따라 산부인과 전문의의 판단으로 주기를 조절할 수 있습니다. 특히 자궁경부이형증이나 자궁경부암으로 진단된 경우에는 20년간 추적 관찰을 하는 것이 좋습니다.

67. 부부관계를 하지 않으면 자궁경부암 검진도 필요 없겠지요?

부부관계를 더 이상 하지 않더라도 자궁경부암 검진을 받는 편이 좋습니다. 이전의 성생활로 인유두종바이러스(HPV)에 감염되고, 그 상태가 지속되는 경우 자궁경부이형증이나 자궁경부암으로의 진행이 가능합니다. 인유두종바이러스는 주로 성관계를 통해 감염되지만, 피부 접촉에 의한 감염이므로 성적이 아닌 다른 경로로도 전파가 가능합니다. 성경험이 한 번도 없었던 처녀들을 대상으로 추적 검사를 시행한 결과 이 바이러스가 검출되기도 했습니다.

68. 생리주기 중 언제 자궁경부암 검진을 받는 게 좋은가요?

생리 시작일로부터 10~20일 사이에 자궁경부암 검진을 하는 것이 가장 이상적이며, 생리 중에는 피하는 게 좋습니다. 또한 검사 2일 전부터 성관계, 탐폰 사용, 질 세척, 그리고 질 내에 약물이나 윤활제 혹은 피임약을 사용하는 것도 피하십시오. 자궁경부세포검사에 혈액, 정액, 기타 이물질이 섞이면 검사 결과 판독에 오류가 생길 수 있기 때문입니다.

69. 국가에서 해주는 간암 검진은 어떤 사람이 대상입니까?

국가에서 주관하는 간암 검진은 만 40세 이상이면서 간암 발생 위험성이 크다고 알려진 고위험군을 대상으로 실시합니다. 연령대가 맞아도 다음의 고위험군에 속하지 않는다면 대상이 되지 않습니다.

〈간암 고위험군〉
1. B형 간염바이러스 표면 항원 양성인 사람
2. C형 간염바이러스 항체 양성인 사람
3. B형 또는 C형 간염바이러스에 의한 만성 간 질환자
4. 간경변증 환자

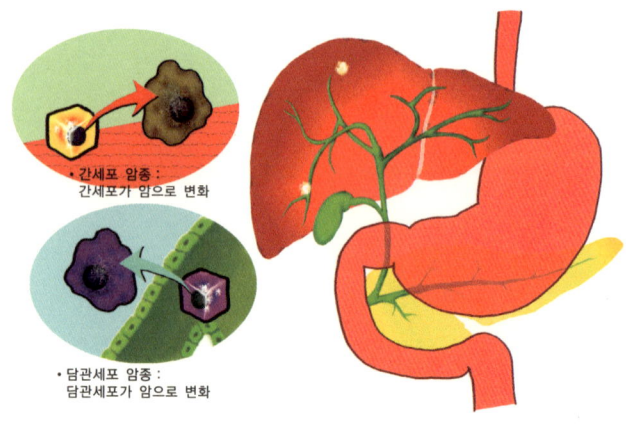

〈간암의 종류〉

고위험군에 속한 대상자는 복부 초음파검사와 혈청알파태아단백 검사(AFP)를 실시하고 있으며, 정기적으로 검진을 받지 못하는 의료급여 수급권자에 대해서는 만 40세 최초 검진 대상자를 선정할 때 간암 고위험군 판정을 위한 검사를 실시하고 있습니다.

70. 대변검사로 대장암을 발견할 수 있습니까?

대변검사(분변잠혈검사)는 대변에 있는 미세한 양의 혈액을 찾아내어 대장암이 의심되는 사람을 가려내는 검사로서, 간단하고 효과적인 검진 방법입니다. 분변잠혈검사에서 양성(혈액이 검출됨)으로 판정 받으면 추가적으로 대장내시경검사나 대장이중조영검사를 실시하게 됩니다.

그러나 대장암이 아닌 위장관 출혈이 있어도 분변잠혈검사에서 양성이 나올 수 있고, 반대로 대장암이 있어도 출혈이 없는 경우는 이 검사에서 정상으로 보일 수 있습니다. 따라서 50세 이상의 남녀는 매년 분변잠혈검사를 시행하고, 대장암 검진권고안(국립암센터, 대한대장항문학회)에 따라 5~10년 주기로 대장내시경검사를 받을 것을 권고하고 있습니다.

71. 대장내시경검사의 주기는 어떻게 정하는 거죠?

대장내시경검사는 카메라가 달린 튜브를 항문을 통해 삽입하여 대장을 들여다보는 것으로, 의사가 직접 내부 표면을 관찰하면서 조직 상태를 파악할 수 있기 때문에 가장 정확한 검사 방법입니다. 그러나 대장은 길고 주름이 많은 장기이기에 5mm 이하의 작은 용종은 발견하기 어렵습니다. 용종은 5~10년의 긴 기간에 걸쳐 자라나므로 대장내시경에서 이상이 없다고 하면 5~10년마다 추적검사를 받으면 됩니다. 정기적으로 대장내시경 검사를 하면서 발견되는 용종을 그때그때 제거하면 대부분의 대장암을 예방할 수 있습니다. 가족 중에 대장암 환자가 두 명 이상 있거나 50세 이하의 대장암 환자가 있는 경우에는 전문의 상담을 통해 검진 주기를 정하는 것을 추천합니다.

72. 폐암은 조기 발견이 특히 어려운 것 같던데요?

대부분의 암이 빨리 발견하기가 쉽지 않지만, 폐암의 경우 조기 발견이 어려운 까닭은 초기 단계에 특별한 증상이 없기 때문입니다. 증상이 있어도 비특이적이기 때문에 다른 질환과 구분하기 어렵고, 뚜렷한 증상이 생길 때쯤이면 암이 상당히 진행되어 있을 가능성이 큽니다. 종합검진이나 다른 이유로 흉부 방사선 촬영이나 저선량(低線量) 전산화단층촬영(low-dose computed tomography, LDCT)을 시행하다가 조기 폐암이 발견되는 수도 있으나, 이런 사례는 폐암 환자의 5~15%밖에 안 됩니다. 따라서 지금까지 알려진 가장 확실한 폐암을 예방하는 방법은 금연이라는 것을 명심하고 흡연자라면 지금 당장 담배를 끊고 비흡연자는 담배 연기에 노출되는 것을 피하시기 바랍니다.

73. 폐암은 사망률이 높은데 왜 국가암검진사업에서 빠졌나요?

국가암검진사업처럼 전 국민을 대상으로 실시하는 검진 프로그램에서는 몇 가지 고려 사항이 있는데, 그중 중요한 하나가 모든 의료 행위는 이득과 위해를 따져보고 해야 한다는 것입니다.

폐암 검진의 이득은 조기 발견으로 환자의 사망률을 줄이는 것입니다. 하지만 아직 폐암의 조기 발견으로 환자의 사망률을 줄일 수 있는 적절한 조기 검진 방법은 확립되어 있지 않습니다. 최근 연구

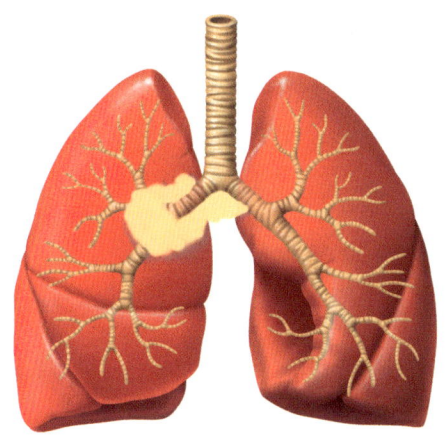

〈소세포 폐암〉

되고 있는 저선량 전산화단층촬영(LDCT)의 경우 흡연량이 많은 흡연자에서 시행할 때 폐암으로 인한 사망률을 줄이는 결과가 최근 보고되었으나, 이를 뒷받침하기 위해서는 후속 연구들에서도 같은 연구 결과가 나와야만 합니다. 다른 한편으로 검진 자체로 해로울 수 있습니다. 저선량 전산화 단층촬영이란 말에서 알 수 있듯이 이 검사에서 사용되는 방사선량은 적은 양이기는 하나, 이를 검진으로 일정 기간마다 반복할 경우 방사선 피폭이 높아지게 되므로 이로 인한 부작용이 발생할 수 있을 것입니다. 하지만 저선량 전산화 단층촬영에 사용되는 방사선량에서 어떠한 부작용이 발생할지에 대해 정확히 알려진 바는 없습니다.

또 하나는 우리나라의 높은 폐결핵 유병률(有病率, 어떤 시점에 일정한 지역에서 나타나는 인구 대비 환자 수의 비율)과 관련된 것으로, 폐암 조기 검진방법으로 저선량 전산화단층촬영을 시행할 때 결핵 등에 의한 폐결절이 많이 발견되고 이로 인해 암이 아닌데 암이 의심된다고 하는 경우가 발생하여 불필요한 추가 검사(CT 추적검사, 기관지내시경, 폐침생검술, 전신마취 하 수술적 조직검사 등)가 시행될 수 있어 환자가 추가적으로 비용을 지출해야 하며, 또한 위험한 시술을 받아야 하는 문제점이 발생할 수 있습니다. 현재까지는 폐암의 조기검진을 통한 이득이 확실하다는 근거가 부족합니다. 설혹 저선량 전산화단층촬영을 통한 폐암 조기 검진의 이득이 위해를 상회한다고 해도, 최종적으로는 이 검사법의 사회적 비용에 대한 연구 또한 이루어져 그 효용성이 입증되어야만 이 검사법이 폐암 조기 검진법으로 추천될 수 있습니다.

따라서, 폐암으로 인한 위험을 피하고 싶다면 금연을 하고 남이 피우는 담배 연기를 피하는 것이 최선의 방법입니다.

74. 증가 일로에 있는 갑상선암 역시 빠져 있네요.

최근 암에 대한 국민적 관심이 높아짐에 따라 건강검진을 많이들 받고, 거기서 갑상선암이 발견되는 경우가 늘고 있습니다. 그런데 갑상선암은 '거북이암' 이라고 불릴 정도로 진행 속도가 느리며, 5년 생존율이 99%에 달할 만큼 치료 성적도 좋습니다.

암 검진의 일차적인 목적은 암으로 인한 사망을 예방하는 것에 있습니다. 갑상선암과 같이 증상이 없을 때부터 암 검진을 통해 발

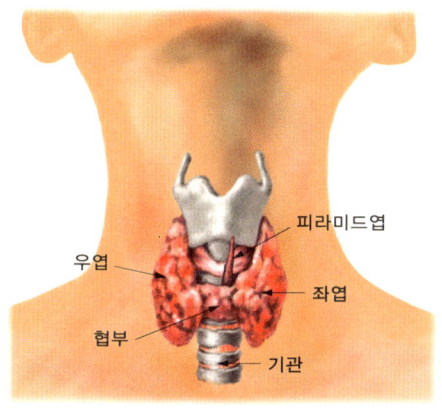

〈갑상선의 위치 및 구조〉

견한 암이나 증상이 생긴 뒤에 발견된 암이나 그 치료 결과가 모두 같다(거의 모든 환자가 생존)면 굳이 암 검진을 받을 이유는 없습니다.

건강에 결정적 문제를 일으키지 않는 이 같은 암까지 국가암검진 사업 대상으로 넣어 숱한 환자를 더 발견하게 되면 불필요한 불안 감과 두려움이 확산되고, 추가적 의료비도 대규모로 발생시킬 우려가 있습니다. 따라서 갑상선암 발생이 증가하고 있지만 암검진 사업에서는 제외하고 있습니다.

75. 혈액검사 한 번으로 모든 암을 진단한다는 말이 사실입니까?

아닙니다. 현재까지 의료 기술로는 혈액검사만으로는 암을 정확하게 진단할 수 없습니다. 영상검사, 조직검사, 내시경검사, 핵의

학검사 등 여러 종류의 검사들을 적절히 종합해야 과연 암이 맞는지, 정확한 위치가 어딘지, 어느 정도 진행됐는지 등을 신중하고 정확하게 판단할 수 있습니다. 하나의 검사로 암을 확진하고 병기를 결정할 수 있는 방법은 아직까지 없습니다.

  암 진단을 위한 주요 혈액검사로는 종양표지자검사와 암유전자검사가 있습니다. 그러나 이 두 가지 모두 암을 확진하거나 병기를 확인하는 검사가 아니며, 검사 결과 비정상으로 판정되면 추가로 확진 검사를 받아야 합니다. 종양표지자검사는 암이 아닌 양성 질환에서도 수치가 높을 수 있으며, 암유전자검사의 경우 아직 과학적 검증과 근거가 부족한 상태입니다. 결론적으로 암은 혈액검사만으로는 진단할 수 없으니 전문가와 상의하여 검진 방법을 정해야 합니다.

다른 질병들과 암의 연관성

76. 당뇨병 환자는 암에 더 잘 걸리는지요?

당뇨병을 앓고 있으면 대장암이나 유방암, 담낭암, 췌장암, 방광암, 신장암, 전립선암, 백혈병, 자궁암 등의 발생 가능성이 높아진다는 연구 결과가 있습니다. 혈당이 높으면 혈중에 염증을 유발하는 인자의 수치가 올라가 대장암의 전 단계인 대장용종의 발생이 증가합니다. 또한 호르몬 대사에 영향을 주기 때문에 유방암 발생 위험도 높아질 수 있습니다. 따라서 당뇨병을 진단받은 사람은 금연과 식생활 관리, 적절한 운동을 생활화하면서 혈당 관리를 철저히 하고 복부 비만이 생기지 않도록 주의해야 합니다.

77. 저는 고혈압이 있는데 암에 더 취약할까요?

고혈압이 신장암 발생의 위험도를 증가시킨다는 보고는 있지만 일반적으로 고혈압 자체가 암 발생에 직접 관련된다기보다는 고혈압을 일으키는 잘못된 생활습관이 더 연관이 있을 것을 생각됩니다. 실제로 흡연, 과다한 음주, 고염식, 채소 및 과일 섭취 부족, 과체중, 운동 부족 등은 고혈압과 암 발생에 공통적으로 관련된 생활습관으로 이미 잘 알려져 있습니다. 이런 점에서는 고혈압 환자가 암 발생에 취약하다고 말할 수 있겠습니다.

따라서, 고혈압과 암을 일으키는 잘못된 생활습관을 적극적으로 개선시키도록 노력하는 것이 고혈압 관리뿐만 아니라 각종 암을 예방하는 데도 매우 중요하겠습니다.

78. 위식도 역류 증세가 있는 사람은 위암에 걸리기 쉽습니까?

위식도 역류 질환(gastroesophageal reflux disease, GERD)은 위산이 위의 내용물 일부와 함께 식도를 거슬러 올라와 위·식도 접합부에 염증을 일으키고 흉부 작열감(타는 듯하고 쓰라린 느낌)을 유발하는 것입니다. 서구에서는 비만과 식습관 등의 영향으로 위식도 역류 질환이 흔하며, 특히 최근 더욱 증가세를 보이면서 이로 인한 위식도 접합부나 위 상부의 선암(腺癌) 발생도 늘고 있습니다.

우리나라도 식습관이 서구화하고 비만 인구가 증가하는 가운데

이 증세를 지닌 사람이 많아지고 있지만 아직 위식도 접합부나 위 상부에 생기는 암이 증가하는 것 같지는 않습니다. 위암의 대부분은 위 하부에 발생하는데, 이는 역류 질환과 전혀 관계가 없는 것으로 알려졌습니다. 따라서 위식도 역류 증세가 있다 하더라도 위암 발생을 걱정할 필요는 없습니다.

79. 위궤양이 오래되면 위암을 일으킵니까?

위궤양은 위산과 펩신(위 소화효소)의 작용으로 위의 점막이 손상되고 움푹 파이는 질환입니다. 요즈음은 헬리코박터균에 대한 효과적 제균 치료 등으로 양성 위궤양이 잘 낫는 데다 질 좋은 위산분비 억제제들이 있으므로 양성 위궤양이 만성으로 오래 지속되는 경우는 별로 없습니다.

그런데 양성 위궤양은 궤양을 동반한 조기 위암과 구분이 어려운 경우가 있습니다. 위궤양이 있으면 반드시 조직검사를 받아 악성 여부를 판별해야 합니다. 또한 위궤양 치료 후에도 추적 내시경검사와 조직검사를 통해 재확인해야 합니다.

위궤양 치료에서 헬리코박터균을 제대로 제거하지 않으면 양성 위궤양이 재발과 치유를 반복하는 만성 궤양의 형태를 띠게 되는데, 이때는 조기 위암과 구분이 어려운 경우가 있을 뿐 아니라 드물지만 헬리코박터 때문에 위암이 생기기도 합니다. 다시 말하면, 위암의 일부는 위궤양으로 오진될 수 있어 마치 위궤양이 위암으로 변한 것처럼 오해가 생길 수 있고, 헬리코박터는 위궤양과 위암의 공통된 위험요인이어서 서로 관련이 있는 것처럼 보이지만, 위궤양이 위암으로 변하지는 않습니다.

80. 염증성 장 질환이 있으면 대장암 위험이 커지나요? 용종의 경우는요?

염증성 장 질환 중 주의해야 할 것은 궤양성대장염과 크론병(Crohn's disease, 유해한 박테리아에 지나치게 반응하는 면역 체계로 유발되는 만성적 장 질환)입니다. 궤양성대장염은 직장(直腸)에서 시작해 대장 점막에 광범위한 비특이적 염증을 일으키는 병입니다. 궤양성대장염을 앓은 기간이 길수록 대장암 발생이 증가한다고 알려져 있으며, 보통 25년이 지나면 약 4분의 1의 환자에게서, 40년이 경과하면 65% 이상에서 대장암이 생긴다고 합니다.

크론병의 경우, 대장만이 아니라 위나 소장, 항문 등 곳곳에서 염증성 병변이 나타날 수 있는 질환으로, 대장암 발생 위험도가 궤양성대장염보다는 낮으나 일반인보다는 높은 것으로 알려졌습니다. 따라서 염증성 장 질환을 앓고 있다면 반드시 정기적인 대장내시경 검진을 받아야 합니다.

용종이란 장 점막의 일부가 주위보다 돌출해 혹처럼 보이는 병변으로, 조직학적으로 여러 병변을 통칭해 부르는 말입니다. 그중 선종성 용종(그냥 '선종(腺腫)' 이라고도 함. 선종 혹은 샘종이란 위의 점막, 소장, 결장, 분비선 체계 등의 상피조직에서 발생하는 종양임)이라 불리는 용종이 대장암으로 진행할 수 있습니다. 물론 대장에서 발생한 모든 용종이 대장암으로 진행하는 것은 아닙니다. 1cm보다 작은 선종의 경우는 암세포가 들어 있을 확률이 1% 정도이지만 2cm보다 크면 암세포가 들어 있을 확률이 약 45%까지 높아진다고 알려졌습니다. 선종이 발견되면 내시경을 통해 제거할 수 있기 때문에 정기적인 대장내시경 검사로 대장암을 예방할 수 있습니다.

81. 폐결핵을 앓았는데, 폐암이 발생할 가능성이 남보다 큰가요?

폐결핵에 걸렸던 사람에게 폐암이 더 잘 생긴다는 연구 결과도 있고, 그렇지 않다는 결과도 있습니다. 이들 연구가 후향적 연구, 즉 의무기록을 토대로 과거의 위험인자를 비교하는 것이며, 대상자들의 인종이나 흡연력(歷), 대상 집단의 결핵 유병률 등이 모두 다양하기 때문에, 결핵에 걸렸던 사람에게 폐암이 더 잘 발생하는지에 대한 결론을 내기에는 부족합니다. 아시아 지역의 연구에서는 결핵에 걸렸던 사람에게 폐암이 더 잘 발생한다는 결론이 많이 나왔으나 북미나 유럽의 연구에서는 관련이 없다는 결론이 많습니다. 이를 보면 인종, 위생 환경, 결핵의 유병률 등 다른 인자들이 폐암 발생에 영향을 주었을 가능성이 있습니다.

오히려 조심해야 할 것은, 이전에 결핵을 앓은 흔적이 일반 흉부 엑스선 검사에서 보인다는 점을 평소 알고 있는 환자가 다른 병원에서 흉부 엑스선 검사 또는 전산화단층촬영(CT)을 받은 결과 이전의 결핵 자리가 아닌 다른 부위에 새로이 폐암이 발생한 것이 확인되어 의료진에서 추가적인 검사를 권하는데 그게 결핵의 흔적이라며 그냥 무시해버리는 경우입니다. 결핵을 앓은 흔적이 흉부 엑스선 검사에서 관찰되는 환자는 검진 때마다 그 결과를 과거의 흉부 촬영이나 CT 결과와 대조해 혹 새로운 병변이 생겼는지를 확인할 필요가 있습니다.

82. 유방에 물혹이 있는 사람은 유방암에 더 잘 걸립니까?

유방의 물혹은 난소호르몬의 영향을 받는데, 악성 즉 암으로 변할 가능성은 0.1%, 즉 1,000분의 1 미만입니다. 그러니 물혹이 있다고 해서 그렇지 않은 사람에 비해 유방암 발생 위험성이 더 크다고 할 수는 없습니다.

83. 신장 투석을 오래 받아서, 혹 신장암이 생길까 걱정이 큰데요.

말기 신부전증(콩팥 기능이 부족한 병)으로 혈액투석이나 복막투석을 받고 있는 환자들의 악성종양 발생 빈도는 정상인보다 높은 것으로 알려졌습니다. 미국, 유럽, 호주와 뉴질랜드에서 공동으로 시행한 연구에서 말기 신부전증 환자의 악성종양 발생률은 정상인의 약 3.68배였으며, 신장과 비뇨기계 악성종양의 경우엔 발생률 차이가 그보다 더 컸습니다. 국내의 한 연구는 투석을 받는 말기 신부전증 환자 4,562명을 대상으로 조사한 결과 악성종양 발생률이 2.3%였다고 보고했습니다.

장기 투석 환자들의 악성종양 발생 빈도가 높은 원인은 아직 명확히 밝혀지지 않았으나, 만성 감염이나 염증 상태의 지속, 면역기능 저하, 영양 결핍, 그리고 전해질이나 대사의 이상 등으로 인한 비정상적으로 손상된 DNA의 복구 등이 관여하는 것으로 생각되고 있습니다.

신장암 중 가장 흔한 신세포암의 발생 비율은 말기 신부전증 환자가 정상인에 비해 5~20배나 되는 것으로 알려졌습니다. 신부전증 환자가 투석을 받게 되면 신장에 여러 개의 낭종이 생기는 경향이 있는데, 이와 연관해 신세포암이 발생하는 경우가 종종 있습니다. 말기 신부전증 환자 중 80%에서 신낭종이 발견되며, 1~2%에서 신세포암이 발생합니다. 이는 혈액투석, 복막투석 등 투석의 종류와는 별 관계가 없는 것으로 생각되며, 투석을 시작하고 10년 이내에 주로 발생하고 그 이후에는 잘 생기지 않습니다. 일반 신세포암과의 차이는 평균 발생 연령이 5살 정도 어리고 남자의 비율이 두드러지게 높다는 점입니다.

많은 의사들은 다른 동반 질환이 없고 기대여명이 비교적 길 것으로 보이는 말기 신부전증 환자에게는 투석 시작 후 첫 3년간 매년 복부 초음파 또는 전산화단층촬영(CT)을 통해 신세포암 발생 여부를 점검할 것을 권하고 있습니다.

> 당뇨병을 앓고 있으면 대장암이나 유방암, 담낭암, 췌장암, 방광암, 신장암, 전립선암, 백혈병, 자궁암 등의 발생 가능성이 높아진다는 연구 결과가 있다. 혈당이 높으면 혈중에 염증을 유발하는 인자의 수치가 올라가 대장암의 전 단계인 대장용종의 발생이 증가한다. 또한 호르몬 대사에 영향을 주기 때문에 유방암 발생 위험도 높아질 수 있다.

암에 관한 잘못된 생각들

84. 대기 오염도 흡연처럼 폐암 발생 요인인가요?

석탄, 석유, 나무, 풀 등 각종 연료가 탈 때 발암물질이 발생하며 자동차 배기가스에도 발암물질이 포함되어 있기 때문에, 많은 연구자들이 대기오염과 폐암의 관련성을 연구해왔습니다. 일부 연구에서는 대기오염 때문에 폐암 발생이 증가한다고 결론 내리기도 했지만 다른 연구들은 또 그렇지 않다고 하는 등 합의된 결론이 아직 나오지 않은 상태입니다. 특히 대기 중의 발암물질을 연구 대상자들이 얼마나 흡입하는지를 정량화할 방법이 없기 때문에 정확한 결론을 얻기가 매우 어렵습니다. 현재로서는 대기 오염은 발암 요인이 될 수 있으나 일반인들이 믿는 것만큼 발생 위험을 크게 높이지는 않습니다.

이와 달리 특정 발암물질(석면, 크롬, 비소, 니켈, 염화비닐, 결정형 규소, 베릴륨, 카드뮴 등)을 취급, 가공하는 작업장에서 일하거나 그 인근에 거주하는 경우 폐암 위험도가 증가할 수 있다는 사실은 잘 알려져 있습니다. 지금은 사용을 규제하는 석면의 예를 보면, 과거에는 건축 내장재와 브레이크 소재 등 많은 곳에 쓰였기 때문에 관련 직종에서 근무하는 사람은 일반인에 비해 폐암 발생 가능성이 높았으며, 실제로 이들 근로자에게 폐암이 발생한 경우 업무상 질병으로 인정받아 왔습니다.

85. 휴대전화 사용이 정말 뇌암의 위험 요인입니까?

휴대전화가 건강에 미치는 영향에 대한 관심이 커지면서 휴대전화에서 나오는 전자파와 뇌종양 발생의 연관성에 대한 연구들이 진행되었습니다.

뇌에 생기는 양성종양인 수막종(髓膜腫)의 경우에는 전체적으로 보아 관계가 없는 것으로 나타났으나 10년 이상 아날로그 방식의 휴대전화를 사용했을 경우에는 수막종의 발생 빈도가 증가하는 것으로 나타났습니다. 역시 양성종양인 청신경초종(신경초란 신경섬유의 가장 바깥층에 있는 얇은 막)은 연구에 따라 차이가 있으나 수막종이나 교종(신경 조직을 지지하는 아교세포의 종양)에 비해 휴대전화 사용에 따른 발생 위험도가 상대적으로 높으며 주로 전화기를 사용하는 귀와 같은 쪽에 많이 발생하는 것으로 알려졌습니다.

교종의 경우에도 단기간 휴대전화를 사용했을 때는 관계가 없었고, 장기간 사용한 경우엔 주로 사용하는 귀와 같은 쪽에 교종이 발생할 위험이 증가한다는 일부 보고가 있으나, 연구들 간에 결과가 일치하지 않는 상태입니다. 이는 환자의 표본 수가 적고, 설문조사 대상자의 기억의 한계 등이 작용한 결과로 생각됩니다.

1,522명의 교종 환자와 3,301명의 정상인을 대상으로 영국을 포함한 북유럽 5개국에서 시행된 대규모 연구에서는 교종의 발생과 휴대전화의 사용 사이에 아무런 연관성도 발견하지 못했습니다. 그러나 이 연구에서도 5년 이상 휴대전화를 사용한 환자들의 수는 적어서 장기 사용과 교종 발생 간의 상관관계는 확실하게 밝혀지지 않았습니다.

이어 2010년에 발표된 대규모 연구에서는 10년 이상 휴대전화를 사용하면 교종의 발생 빈도가 2배로 증가하였습니다. 최근 14개국 31명의 과학자로 구성된 대규모 연구팀은 현재까지의 연구 결과들을 분석해 휴대전화가 청신경초종과 교종의 발생 빈도를 높인다는 증거를 발견했고, 이를 근거로 2011년 5월 WHO에서는 휴대전화를 발암 가능성이 있는 물질(Group 2B)로 분류했습니다.

이상의 결과를 종합할 때, 휴대전화를 장기간(약 10년 이상) 사용하면 청신경초종이나 교종이 발생할 위험이 있어 보입니다. 따라서 휴대전화를 사용할 때에는 몸에서 적어도 2~3cm 떨어뜨리고, 나아가 스피커폰이나 이어폰을 사용하는 것이 바람직하다고 하겠습니다.

86. 자궁경부암은 자궁암과 원인이 같습니까?

　자궁은 서양 배〔梨〕모양의 근육 기관으로, 그 하부 3분의 1을 자궁경부(頸部, 경부란 목〔頸〕처럼 가는 부분을 이르는 말)라 하고 상부 3분의 2를 자궁체부(體部)라고 합니다. 자궁경부는 아래쪽으로 질과 연결되어 있습니다. 자궁경부에 생기는 암이 자궁경부암이며, 자궁체부에 생기는 대표적인 암이 자궁내막암(內膜癌)입니다. 자궁경부암은 인유두종바이러스 감염이 주요 위험요인입니다. 자궁내막암은 이 바이러스와 관련이 없고 정확한 원인이 아직 밝혀지지 않았으나 비만이나 당뇨, 고혈압이 있는 사람, 폐경이 늦었거나 분만 경험이 없거나 가족력이 있는 사람에게 위험성이 증가한다고 알려졌습니다.

87. 성생활을 많이 하면 자궁경부암에 쉽게 걸리나요?

　자궁경부암의 원인은 인유두종바이러스로, 이 바이러스는 주로 성관계를 통해 감염됩니다. 자궁경부 상피세포는 사춘기 때 변화를 겪는데 이 시기에 특히 인유두종바이러스 감염에 취약합니다. 아무튼 배우자 혹은 성관계 상대자가 인유두종바이러스에 감염된 경우가 아니라면 성관계 횟수는 아무 상관이 없습니다. 오히려 건강한 연인이나 부부 사이의 활발한 성생활은 육체적, 정신적인 건강에 도움이 됩니다.

88. 사카린, 아스파탐 같은 인공감미료도 발암물질이죠?

아스파탐(aspartame)은 설탕보다 200배쯤 더 단 인공감미료로 시리얼, 무가당 음료, 청량음료 등에 두루 사용되고 있지만 안전성에 대한 논란이 끊이지 않습니다. 아스파탐은 페닐알라닌(phenylalanine) 50%, 아스파라긴산(asparaginic acid, 아스파트산) 40%, 메탄올(methanol) 10%로 구성되어 있는데, 페닐알라닌과 아스파라긴산은 뇌의 특정 부위에서 유리아미노산의 농도를 비정상적으로 상승시킴으로써 뇌 호르몬 교란, 신경세포 파괴 등을 일으키는 물질입니다. 메탄올 또한 체내에서 포름알데히드로 변해 뇌종양과 망막세포 손상을 야기합니다.

이런 위험한 성분들을 지닌 아스파탐은 림프종, 백혈병 등의 발병률을 높인다는 연구 결과가 보고되었는데, 사람의 하루 허용치보다 적은 양을 암컷 쥐들에게 먹였는데도 발병률이 높았다고 합니다. 이 때문에 사람에게 허용하는 하루 섭취량을 재검토해야 한다는 게 연구자들의 의견입니다. 그러나 아스파탐이 소화관에서 자연적으로 분해되어 축적되지 않기 때문에 인체에 무해하다는 연구 결과들도 있습니다.

역시 인공감미료인 사카린(saccharin)은 설탕의 300배가 넘는 단맛을 내면서도 체내에 흡수되지 않아 칼로리가 전혀 없습니다. 청량음료, 과자나 빵, 간장, 절인 식품 등에 사용되고 있습니다. 쥐를 대상으로 한 실험에서 방광암을 일으킬 수 있다고 보고된 후에 일부 식품에 제한해 일정량 이하만 사용하도록 했습니다. 그러나 2000년 미국 국가독성관리체계(NTP)와 국제암연구소(IARC)의 연구 결과에서 발암물질이 아닌 것으로 보고되었고, 2010년 미국 환경보호청(EPA)에서는 사카린을 인간 유해물질에서 삭제했습니다. 하지만 우리나라의 경우, 식품의약품안전청에서 사카린에 대한 규제를 풀지 않고 있으므로 일반인들도 여전히 사카린을 유해물질이라고 생각하고 있습니다.

89. 유방이 크면 유방암의 위험도 커진다면서요?

가슴의 크기는 유방암 발생 위험도와 무관하다는 게 전문가들의 일반적 견해입니다. 최근 연관성이 있다는 보도가 나왔었으나 우리나라의 통계도 아니고, 다른 과학적 변수들이 통제되지 않은 상태에서 내린 결론이었습니다. 하지만 비만으로 지방이 축적돼 유방이 커진 경우라면 유방의 크기가 아닌 비만 자체가 암의 발생과 연관성이 있다고 할 수도 있겠습니다.

90. 심장에도 암이 생긴다던데요?

굉장히 드물지만, 심장에도 암이 생길 수 있습니다. 심장암은 심장세포 자체에서 발생하기도 하나, 많은 경우 심장과 가까운 폐나 간 등 주변 장기의 암이 퍼져서(전이) 생기게 됩니다. 심장암 중 양성종양으로 분류되는 '심장점액종'이라는 물혹은 수술로 완치가 가능하기는 하지만, 악성종양이 심장 판막이나 근육 자체를 넓게 침범했을 경우에는 사실상 수술이 불가능합니다.

91. 스트레스는 암의 주요 원인 중 하나라지요?

스트레스란 외부로부터의 압력 등 적응하기 어려운 상황에 처할 때 그에 대한 반응으로 겪게 되는 심리적, 생리적인 긴장 상태를 말합니다. 적절한 스트레스는 상황을 해결하는 데 도움이 될 수 있으나 과도한 수준이 되면 심신에 해롭습니다.

우리의 상식대로 스트레스는 질병과 관련성이 있는 것으로 보고되고 있습니다. 만성적 스트레스는 비만, 심장질환, 우울증을 비롯한 여러 질환의 위험을 증가시키며 과식, 흡연, 약물 남용, 과음 등 건강에 해로운 행위를 유발할 수 있습니다. 스트레스와 암의 관련성에 대해서는 많은 연구가 수행되어 왔습니다. 스트레스가 전염병 등에 대한 면역력을 저하시킬 수 있다는 연구 결과와 관련해 암에 대한 면역력도 약화시켜 암 발생을 늘린다는 견해도 있으나, 이에 대해선 어느 나라의 연구에서도 명확히 밝혀진 바가 없습니다. 그보다는 만성적 스트레스로 인해 유발되는 흡연, 음주 등 건강에 해가 되는 행위로 인해 암이 발생할 수 있다는 것이 현재로서는 타당한 설명입니다.

따라서 현재 받고 있는 스트레스가 암을 유발할까봐 걱정하거나,

암에 걸린 상황에서 스트레스가 암의 원인이었다고 한탄하기보다는 현재의 스트레스를 해소하거나 그에 적절히 대처할 방법을 적극적으로 모색하는 편이 건강 증진을 위해 바람직합니다.

92. 유기농 식품만 먹으면 암을 피할 수 있을까요?

미국의 보건 당국은 화학물질에 노출된 식품은 암 발생 위험을 높이니 농약이나 화학비료가 사용되지 않고 항생제나 호르몬, 방부제 등 인공 첨가물이 들어가지 않은 유기농 식품과 유전자 조작이 되지 않은 식품을 먹으라고 권고했습니다. 그러나 모든 식품에는 항산화 성분과 함께 발암 성분도 포함되어 있는 만큼 유기농이라고 해서 무조건 안심할 수만은 없다고 덧붙이기도 했습니다.

식품에 들어 있는 천연 발암물질로는 사과나 상추에 많이 들어 있는 카페인산(Caffeic acid), 파슬리에 든 소랄렌(psoralen), 버섯의 셀레릴 하이드라진, 커피나 코코아의 텐산 겨자와 마늘에 들어 있는 아이소사이오시아네이트(isothiocyanate) 등이 있습니다. 그래서 아무리 좋은 유기농 식품이라도 한 가지만 계속 먹으면 몸에 유독 성분이 쌓이게 되므로, 암 예방을 위해선 다양한 식품을 골고루 드는 것이 중요합니다.

93. 화학조미료는 발암물질입니까?

화학조미료에 대한 오래된 논쟁이 여전히 계속되고 있습니다. 화학조미료 때문으로 추정되는 '중국음식점증후군(Chinese restaurant syndrome)'은 중국 음식을 먹은 후 20분 내에 나타나는 마비, 두통, 빈맥 등의 증상을 일컫습니다. 이 증후군의 병리기전에 대해서는 신경전달물질의 하나인 아세틸콜린의 증가와 관련이 있다고 보고되었지만 완전히 밝혀지지는 않았습니다.

화학조미료에는 어른보다 어린이가, 남자보다 여자가, 정상인보다 천식이 있는 사람이 더 민감하게 반응하므로 부작용 위험도가 높은 사람은 화학조미료를 피하는 게 좋다는 주장도 있고, 과학적으로 입증되지 않은 만큼 지나친 편견은 갖지 말자는 의견도 있습니다.

식품의약품안전청에서는 화학조미료 섭취 후 나타나는 메스꺼움, 두통 등의 부작용은 2시간 이내에 사라지는 일시적 현상이기 때문에 안전하다면서도 화학조미료를 주의해야 할 식품첨가물로 발표했습니다. 아직까지는 화학조미료가 발암물질이라는 근거는 없습니다.

일부 스트레스와 암 관련성에 대한 연구에서 스트레스가 면역체계에 영향을 미쳐 암을 유발할 수 있다고 보고하기도 하지만, 이에 대해선 어느 나라의 연구에서도 명확히 밝혀진 바가 없다. 그보다는 만성적 스트레스로 인해 유발되는 흡연, 음주 등 건강에 해가 되는 행위로 인해 암이 발생할 수 있다는 것이 현재로서는 타당한 설명이다. 따라서 현재 받고 있는 스트레스가 암을 유발할까봐 걱정하거나, 암에 걸린 상황에서 스트레스가 암의 원인이었다고 한탄하기보다는 현재의 스트레스를 해소하거나 그에 적절히 대처할 방법을 적극적으로 모색하는 편이 건강 증진을 위해 바람직하다.

어린이의 건강 습관 기르기

94. 어린 나이의 흡연은 훨씬 더 나쁘다는데, 왜 그런가요?

어릴 때 담배를 피우기 시작하면 심신이 미성숙한 상황에서 담배 속 온갖 유해물질에 노출되어 중독이 심해지고 신체 발달(특히 폐의 성장)에 영향을 미칠 수 있습니다. 게다가 청소년기의 흡연 습관은 성인기에도 그대로 유지될 가능성이 매우 높으며, 니코틴 의존에서 더 나아가 알코올(술)이나 본드, 심지어 마약류 같은 보다 강렬한 의존성 약물을 찾게 될 수도 있습니다.

이 외에 청소년 흡연은 우울증과 일부 관계가 있어 자살에 영향을 미치기도 합니다. 흡연은 또 성장기 청소년의 알레르기 반응을 증가시킵니다. 간접흡연에의 노출조차 인지 및 행동 발달 장애, 성장 저하, 호흡기 장애, 중이염, 피부 질환, 천식 등과 관련 있습니다.

95. 어른의 비만보다 소아비만이 더 문제라고 하던데요?

비만은 여러 성인병의 가장 중요한 위험인자일 뿐 아니라, 암 발생의 큰 요인이기도 합니다. 식도암, 신장암, 자궁내막암, 췌장암, 유방암 등 많은 암에서 비만이 주요 원인이라는 사실이 밝혀졌습니다. 비만이 심할수록 암 발생 위험도 증가합니다.

소아기의 비만은 성인이 된 후의 비만과 직접 연관되는 것으로 알려져 있기에 문제가 더 심각합니다. 우리가 성장하는 시기에는 몸 세포의 크기가 점차 커질 뿐 아니라 수도 증가하는데, 이는 지방세포도 마찬가지입니다. 한데 성인의 비만은 이미 생성된 지방세포가 더 커지는 것이지만, 소아 비만은 지방세포의 수 자체가 증가함으로써 훗날 성인이 되었을 때 비만이 될 확률을 높입니다. 또한 어렸을 때부터 식습관과 운동 습관이 잘못 형성되면 성인이 되어서도 그대로 지속될 가능성이 큽니다.

그에 더해, 소아비만은 성인의 비만보다도 치료가 어렵습니다. 성장에 필요한 영양분을 섭취하되 음식의 양과 종류를 제한하면서 꾸준히 운동을 하는 일이, 성인보다 의지력과 동기가 약한 소아비만 환자에게는 결코 쉽지 않기 때문입니다.

소아비만의 증가를 막기 위해서는 개인과 가정의 노력뿐 아니라 학교와 사회의 협조도 필요합니다. 가정에서는 영아 때부터 모유 수유를 하고, 식사도 규칙적으로 가능한 한 가족이 함께 하며, 패스트푸드는 되도록 피하고, 여가의 취미생활도 앉아서 하는 것보다는 밖에서 하는 활동을 택하는 게 좋습니다. 학교에서는 영양의 균형이 잡힌 급식 식단으로 학생들의 편식을 교정하고, 체육 시간이나 방과 후를 적극적으로 활용해 신체활동을 많이 하도록 하며, 균형 잡힌 식습관과 생활습관의 중요성을 가르치는 한편 이미 습관이 잘못 들어버린 학생들은 스스로 변화할 수 있도록 적극 도와야 합니다. 이 모든 과정에서 TV나 인터넷 등 각종 미디어의 적극적 역할이 필수적임은 물론입니다.

96. 정상 체중인 아이가 살쪄 보인다며 다이어트를 하는데 괜찮을까요?

TV에서는 연일 소녀시대 같은 걸 그룹들이 나와 마른 몸매로 현란한 춤을 추며 긴 다리를 강조합니다. 드라마와 광고에서는 누구 하나 날씬하지 않은 사람이 없습니다. 이러다 보니 외모에 극도로 관심이 큰 청소년, 특히 소녀들이 예뻐지고자, 날씬해지고자 하는 것은 어찌 보면 당연한 일입니다. 문제는 그런 소망 자체가 아니라 그걸 이루려는 방법입니다. 적당히 먹고 꾸준히 운동하여 군살을 빼고 탄탄한 몸을 만들려 하지 않고, 노력 없이 빠르게 살을 빼기 위해 검증되지 않은 다이어트 식품과 약을 먹거나 무작정 굶어버리는 등의 극단적인 방법을 쓰는 학생들이 많으니 말입니다.

최근 전국의 중고생 7,000명을 상대로 조사한 결과 남학생의 10.5%, 여학생의 14.8%가 섭식장애 경향을 보였다고 합니다. 자신이 살이 쪘다고 생각해 식사를 거부하거나 먹고 나서 토하는 등의 이상 증상을 보였다는 것입니다. 청소년기의 지나친 다이어트는 성장을 방해할 뿐 아니라 골다공증 등 각종 질병에 걸릴 위험도 높이기 때문에 가정과 학교에서 적절히 대응하여 무조건 마른 것이 예쁜 것이라는 청소년들의 잘못된 인식을 바로잡아줄 필요가 있습니다.

97. 아이들이 햄과 소시지, 패스트푸드를 마음대로 먹게 하면 안 좋겠지요?

햄, 소시지 등 육가공품에 발색제로 사용되는 아질산염은 육류에 있는 아민(amine, 암모니아로부터 유도되는 질소를 포함한 유기화합물을 통틀어 이르는 말)류와 반응해 발암물질인 엔-니트로소(N-nitroso)라는 화합물을 만드는데, 이 화합물은 직접 접촉하는 부위에 암을 유발합니다. 따라서 식도암, 위암, 간암, 폐암과 백혈병을 일으킬 수 있는 것으로 알려졌습니다

식품의약품안전청에서는 매일 섭취하지 않는 한 별 문제가 되지 않는다고 한 바 있습니다. 그러나 우리나라 어린이들이 채소와 과일은 성인에 비해 적게 먹으면서 육가공품을 선호하는 현실을 생각하면 나중에라도 문제가 될 수 있는 만큼, 육가공품을 통한 아질산염 섭취량을 줄일 필요가 있습니다. 또 육가공품을 먹을 경우 발암물질 생성을 줄이기 위해서 비타민C와 비타민E, 유황화합물이 함

유된 채소와 과일, 견과류 등을 곁들이는 것이 좋습니다.

　패스트푸드는 대부분 열량이 높고 단백질, 무기질과 비타민 등의 함량은 낮습니다. 이러한 식품을 자주 섭취하면 영양 불균형과 비만을 유발해 당뇨병, 심혈관계 질환, 암 따위의 만성병들을 부를 수 있으므로 주의해야 합니다.

아이들에게 채소와 과일을 많이 먹게 하는 요령

채소와 과일은 대표적인 항암식품으로 성장기에 필요한 단백질, 필수지방, 칼슘 등의 영양소가 몸에서 제대로 기능하도록 돕는 역할을 하지만, 아이들은 잘 먹지 않는 수가 많습니다. 특히 채소는 대개 쓴맛이 조금씩 나고 질감도 거친 편이라서 아이들이 좋아하기 어렵습니다. 아이들이 채소 특유의 맛에 익숙해지도록 도와주는 게 중요합니다.

일반적으로 아이들은 낯선 식품을 10~15회 정도 접해야 익숙해진다고 합니다. 아이들이 나름대로 적응할 때까지 부모가 기다려야 합니다. 특정 식품에 대한 선호가 아직 생기지 않은 만 1세 전후에 채소와 과일로 이유식을 만들어 먹이면서 다양한 맛에 익숙해지도록 하는 게 좋습니다. 같은 채소도 여러 가지 조리법을 다양하게 시도하고, 무엇으로 만들었는지를 한눈에 알 수 없도록 국이나 죽, 전, 볶음밥, 비빔밥, 주스 형태로 만들어주는 편이 좋습니다.

아이가 어느 정도 말뜻을 알아듣는 시기에는 채소와 과일을 골고루 섭취해야 하는 이유를 설명하고, 채소와 과일이 나오는 동화나 만화를 읽어주는 한편 그런 주제의 놀이, 컴퓨터게임 따위도 해보도록 합니다. 또한 장보기부터 조리 과정에까지 참여를 시키면 채소와 과일에 더욱 친숙함을 느끼게 됩니다. 단, 싫어하는 아이에게 너무 강요하면 거부감이 생겨 더더욱 싫어하게 될 수 있으니, 칭찬과 격려를 아끼지 않으면서 기다려주어야 합니다.

2차암 피하기

98. 2차암은 전이된 암하고 다른 겁니까?

암에 걸려 치료를 받은 환자에게 원발암(原發癌)의 재발이나 전이가 아닌 새로운 암이 다른 장기에 발생했을 때 그것을 2차암이라 합니다. 예를 들어 유방암 환자에게 유방암과 무관하게 위암이 새로 생겼다면 위암을 2차암이라 하는 것이지요.

환자가 원발암의 치료와 재발 여부에만 신경을 쓰다보면 2차암 발생 가능성에는 유념을 못할 수 있습니다. 암 환자를 대상으로 한 설문조사에 따르면 그들은 자신의 2차암 발생 위험도가 일반인에 비해 낮은 것으로 잘못 알고 있다 합니다. 하지만 암 치료 후의 생존자는 같은 연령대의 정상인에 비해 2차암 발생 위험도가 평균 2.3배 정도인 것으로 알려졌습니다.

좀 더 구체적으로 살펴보면, 유방암 환자의 경우 2차로 반대편 유방에 암이 새로 생길 확률이 정상인의 약 2.4배이며 대장암이 새로 발생할 확률은 1.5배, 자궁내막암은 1.6배, 난소암은 1.7배인 것으로 알려져 있습니다.

대장암 환자의 경우, 수술 후 남은 대장에서 처음 발생한 암의 재발이 아닌 새로운 2차 대장암이 발생할 확률이 정상인에 비해 약 2.4배입니다. 대장암 환자에게 2차로 유방암이 발생할 확률은 정상인의 약 1.4배, 자궁내막암은 1.8배, 전립선암은 2.0배, 위암은 1.7배로 알려졌습니다. 그러므로 암 생존자는 원발암의 치료 못지않게 2차암의 예방과 조기검진에도 유의할 필요가 있습니다.

99. 어떤 사람이 2차암에 더 잘 걸리나요?

암을 한 차례 겪은 환자는 원발암의 재발 위험도 높지만, 2차암의 발생 위험 역시 정상인보다 높습니다. 모든 암 생존자는 2차암 발생 위험군(##)이라 할 수 있습니다. 그런데 이처럼 2차암 발생률이 높은 생존자가 건강에 해로운 흡연이나 음주까지 한다면 어떻게 될까요? 쉽게 추측할 수 있듯이, 그럴 경우 2차암 발생률은 물론 사망 위험도 높아진다고 알려졌습니다. 당뇨를 가진 암 환자가 혈당을 잘 조절하지 않았을 때도 2차암 발생 위험이 높아지는 것으로 보고되었습니다. 요약하면, 암 생존자는 전반적으로 2차암 발생 위험이 높지만, 흡연이나 음주를 자제하지 않고 당뇨 등의 관리를 제대로 하지 않는 경우 2차암 발생률은 더욱 높아진다고 하겠습니다.

100. 암에서 겨우 회복됐는데, 2차암을 피하려면 어떡해야 하죠?

암 생존자가 정상인에 비해 2차암 발생 위험도가 높은 것은 사실이지만 정기 검진을 통해 조기 발견이 가능합니다. 암 생존자는 치료한 원발암의 재발에 대해서만 정기검사를 받는 수가 많은데, 2차암에 대비해 전반적인 암 검진을 주기적으로 받아야 합니다. 가장 효과적인 방법은 건강보험공단에서 권고·시행하는 위암, 대장암, 유방암, 자궁경부암, 간암 등 5대 암의 검진을 주기적으로 받는 것입니다.

그 외에도 원발암이 무엇이었는지에 따라 추가적으로 받아야 하는 검진이 있습니다. 우선 대장암, 유방암, 난소암, 위암 등을 겪은 생존자의 경우 대장암이 2차암으로 생길 위험이 상대적으로 높기 때문에 5년에 한 번씩 대장내시경 검사를 받을 것을 권합니다. 유방암, 대장암 등을 겪은 여성의 경우는 자궁내막암이나 난소암의 발생 위험이 높아지는데, 이것들은 자궁경부암 검진에서 놓칠 수 있습니다. 그러므로 유방암, 대장암을 겪은 사람, 항암치료로 인해 조기 폐경이 된 사람은 산부인과에서 정기적인 부인과 검진을 받을 것을 권합니다. 5대 암 검진과 이 같은 추가 검진을 잘 받고 암 예방수칙을 지켜나간다면 2차암을 크게 걱정하지 않아도 됩니다.

암에 걸려 치료를 받은 환자에게 원발암의 재발이나 전이가 아닌 새로운 암이 다른 장기에 발생했을 때 그것을 2차암이라 한다. 암 치료 후의 생존자는 같은 연령대의 정상인에 비해 2차암 발생 위험도가 평균 2.3배 정도인 것으로 알려져 있다. 그러므로 암 생존자는 원발암의 치료 못지않게 2차암의 예방과 조기검진에도 유의할 필요가 있다.

부록

1. 짧고 쉬운 암 예방수칙

 암은 우리 국민의 사망 원인 1위로, 매년 새로 발생하는 암 환자만 19만 명이 넘었습니다. 나날이 증가하는 각종 암으로 인한 사람들의 두려움과 고통과 사망, 그리고 사회적이고 경제적인 비용은 개인의 삶은 물론 공동체에도 짙은 그림자를 드리우고 있습니다. 우리의 사회경제적 수준이 높아지고 평균수명이 길어짐에 따라 건강한 삶, 질 좋은 삶에 대한 바람은 커져만 가는데, 암을 비롯한 만성질환들의 철저한 예방과 온전한 극복은 아직도 갈 길이 멉니다.

 암 발생의 주된 원인을 보면 흡연이 30%, 식이(食餌) 요인 30%, 만성 감염 18% 등 약 80%가 생활습관에 의한 것으로, 사실 건강한 생활습관을 유지하고 주기적으로 검진을 받는 것만으로도 암을 상당 부분 예방할 수 있습니다. '국민 암 예방수칙'은 암이 이처럼 예방 가능한 질환이라는 점과 암의 위험 요인들을 알려주고 일상적 실천을 통해 위험을 최소화하도록 돕는 기본 지침입니다. 짧고 쉬운 이 열 가지 수칙을 잘 익혀서 실천한다면 암으로 인한 고통은 피할 수 있습니다.

〈10대 국민 암 예방수칙〉

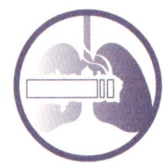
첫째, 담배를 피우지 말고, 남이 피우는 담배 연기도 피하기 : 흡연은 폐암을 비롯한 다양한 암의 원인이며, 비흡연자라도 간접흡연으로 인해 폐암 발생 위험이 20~30% 증가한다는 연구 결과가 나와 있습니다.

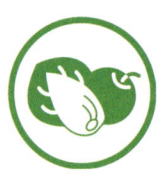
둘째, 채소와 과일을 충분하게 먹고, 다채로운 식단으로 균형 잡힌 식사 하기 : 과일과 채소의 충분한 섭취는 암 발생률을 5~12% 감소시키는 동시에 심혈관계 질환 같은 다른 만성질환도 예방하는 효과가 있습니다.

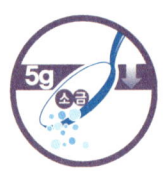
셋째, 음식을 짜지 않게 먹고, 탄 음식을 먹지 않기 : 짠 음식은 위 점막을 손상하고 위염을 유발해 위암 발생 위험을 증가시키며, 탄 음식에는 유전자 변형을 일으키는 발암물질이 들어 있습니다.

넷째, 술은 하루 두 잔 이내로만 마시기 : 여기서 한 잔이란 '표준 잔(순알코올 12g)' 한 잔을 의미합니다. 남자는 1일 표준 잔 두 잔, 여자나 노인은 한 잔을 초과하는 음주를 하는 경우엔 암뿐 아니라 다양한 질환의 원인이 되는 것으로 보고되었습니다.

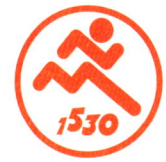
다섯째, 주 5회 이상, 하루 30분 이상, 땀이 날 정도로 걷거나 운동하기 : 거의 매일 30분 이상 규칙적인 운동을 하면 대장암, 유방암뿐 아니라 심혈관계 질환과 당뇨병 등의 만성질환을 예방하는 효과가 있습니다.

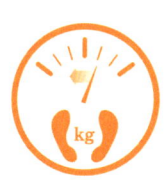
여섯째, 자신의 체격에 맞는 건강 체중 유지하기 : 정상 체중의 기준은 '18.5≤체질량 지수 <23.0' 입니다. 체질량지수가 18.5 이상 23.0 미만이란 뜻입니다. 비정상적인 체중 증가는 비만으로 이어져 대장암, 유방암, 자궁내막암, 신장암, 식도암 등의 증가 요인이 됩니다.

일곱째, 예방접종 지침에 따라 B형 간염 예방접종 받기 : B형 간염 예방접종은 B형 간염의 만성 감염을 95% 이상 차단함으로써 만성 감염으로 인한 간암 발생도 예방해줍니다.

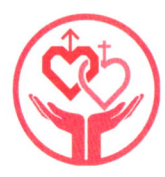
여덟째, 성 매개 감염병에 걸리지 않도록 안전한 성생활 하기 : 성을 매개로 감염되는 것으로 알려진 바이러스들 중 인유두종바이러스는 자궁경부암을, B형과 C형 간염바이러스는 간암을 발생시킬 수 있습니다.

아홉째, 발암성 물질에 노출되지 않도록 작업장에서 안전 보건수칙 지키기 : 직업장의 발암물질들은 노출 강도가 높고, 확인되기 전에는 발암물질임을 모르는 상황에서 노출되며, 원인 물질 및 공정에 따라 다양한 암이 유발될 수 있습니다. 따라서 작업장 발암원 노출을 최소화하기 위해 산업보건안전기준에 따른 안전장치와 보호구의 착용을 생활화할 필요가 있습니다.

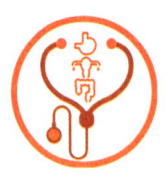
열째, 암 조기검진 지침에 따라 검진을 빠짐없이 받기 : 암종별 또는 검진 주기별로 차이는 있으나 일본, 미국 및 유럽 지역의 연구 결과에 의하면 암 검진에 의한 암 사망 감소 효과는 매우 큽니다.

위 내용은 2006년에 제정된 '국민 암 예방수칙' 입니다. 어느 정도 실천하고 있는지 점검해보고, 자신이 이제부터라도 실천해야 할 수칙은 무엇인지 확인하기 바랍니다.

2. 암 예방 점검표

1) 다음 중 암 발생에 가장 큰 영향을 미치는 것은 무엇입니까?
   ① 가족력   ② 생활습관(예, 흡연, 음주, 식이, 신체활동 등)
   ③ 스트레스   ④ 환경오염
   ⑤ 기타(적을 것: _____)

2) 생활습관의 변화를 통해 암 예방이 가능하다는 사실을 들은 적이 있습니까?
   ① 들은 적이 있다   ② 들어본 적이 없다

3) 아래 내용 중 여러분이 현재 실천하고 있는 것은 무엇입니까?

	예	아니오
① 담배를 피우지 말고, 남이 피우는 담배 연기도 피하기		
② 채소와 과일을 충분하게 먹고, 다채로운 식단으로 균형 잡힌 식사 하기		
③ 음식을 짜지 않게 먹고, 탄 음식을 먹지 않기		
④ 술은 하루 두 잔 이내로만 마시기		
⑤ 주 5회 이상, 하루 30분 이상, 땀이 날 정도로 걷거나 운동하기		
⑥ 자신의 체격에 맞는 건강 체중 유지하기		
⑦ 예방접종 지침에 따라 B형 간염 예방접종 받기		
⑧ 성 매개 감염병에 걸리지 않도록 안전한 성생활 하기		
⑨ 발암성 물질에 노출되지 않도록 작업장에서 안전 보건수칙 지키기		
⑩ 암 조기검진 지침에 따라 검진을 빠짐없이 받기		

4) 암이 예방 가능하다고 생각합니까?

① 가능하다고 생각한다

② 가능하지 않다고 생각한다

5) 암을 예방하기 위해 구체적인 노력을 한 적이 있습니까?

① 구체적인 노력을 하고 있다

② 구체적인 노력을 한 적이 없다

6) 암 예방을 위한 생활습관의 실천에 대해 어떻게 생각합니까?

① 암 예방을 위한 생활습관에 대해 특별히 생각해본 적이 없다

② 암 예방을 위해 특별히 어떤 노력을 할지 결정 못했다

③ 암 예방을 위해 특별히 노력하지는 않을 것 같다

④ 적극적으로 암 예방 생활습관을 실천할 것이다

〈설명〉

1) 암은 예방이 가능하지 않다고 생각하고 있나요? 그럼 먼저 암은 예방이 가능하다는 인식의 전환이 필요합니다. 세계보건기구(WHO)에서는 사람들에게 발생하는 암 중의 3분의 1은 예방이 가능하다고 보고한 바 있습니다.

2) 암 예방이 가능하다고 생각은 하지만 암 예방을 위한 생활습관에 대해선 특별히 생각해본 적이 없나요? 이제부터라도 암 예방을 위한 생활 지침이 어떤 것인지 정확히 알아보고 진지하게 생각하기 바랍니다. 건강은 여러분이 갖고 있는 최고의 재산이며, 건강한 생활습관은 본인뿐 아니라 가족 전체를 위한 것이기도 합니다.

3) 암 예방이 가능하다고 생각하지만, 이를 위해 특별히 어떤 노력을 할지는 결정하지 못했나요? 좋은 생활습관을 지님으로써 얻게 되는 다양한 이점을 되새기면서 어떤 노력을 할지 정하고 예방의 실천을 시작합시다.

4) 암이 예방 가능하다는 사실도 알고 필요한 노력이 어떤 것인지도 알지만, 구체적 실천은 할 생각이 아직 없습니까? 대개는 암을 남의 일로 보기 때문인데, 암을 제쳐놓고 보더라도 금연과 절주, 규칙적 운동, 균형 잡힌 식사는 고혈압, 심장질환, 뇌혈관 질환, 당뇨 등 다양한 만성질환 예방에도 도움이 된다는 점을 생각해 보십시오.

5) 암은 예방이 가능하므로 이제부터 예방을 위한 생활습관을 실천하기로 했나요? 그렇게 하기로 결심했다면, 본인과 가족 모두를 위해 올바른 결정이며, 암뿐 아니라 다른 만성질환 예방에도 도움이 될 현명한 결정입니다. 구체적인 실천 방안은 '국민 암 예방 수칙'의 내용을 참고하기 바랍니다.

6) 암은 예방할 수 있다고 생각해 이미 구체적 노력을 하고 있다고요? 가장 앞서가는 분입니다. 앞으로도 꾸준하게 노력을 이어가면서 가족과 이웃도 동참시켜, 암 예방의 모범이 되기를 바랍니다.

3. 암 예방 실천을 위한 도움 꾸러미

〈나의 흡연 상태는?〉

• 나의 흡연량

나의 1일 흡연량은 (   )개비이고, (   )년 동안 피우고 있다.

*성인 1일 평균 흡연량은 15개비 정도이며, 이는 1년에 273갑입니다.

• 나의 니코틴 의존도

다음의 6개 질문에 답하고, 해당 점수의 합을 계산해봅니다.

1) 아침에 일어나서 얼마 만에 첫 담배를 피웁니까?

① 5분 이내 (3점)   ② 6~30분 사이 (2점)

③ 31~60분 사이 (1점)   ④ 60분 이후 (0점)

2) 지하철, 버스, 병원, 영화관 같은 금연 구역에서 흡연 욕구를 참는 것이 어렵습니까?

① 예 (1점)   ② 아니오 (0점)

3) 가장 포기하기 싫은 담배, 다시 말해 가장 좋아하는 담배는 어떤 것입니까?

① 아침의 첫 담배 (1점)   ② 그 외의 담배 (0점)

4) 하루에 담배를 몇 개비나 피우십니까?

① 10개비 이하 (0점)   ② 11~20개비 (1점)

③ 21~30개비 (2점)   ④ 31개비 이상 (3점)

5) 깨어나서 처음 몇 시간 동안 피우는 흡연량이 하루의 다른 때 피우는 것보다 더 많습니까?

① 예 (1점)   ② 아니오 (0점)

6) 아파서 거의 종일 누워 있거나, 독감에 걸려 호흡이 곤란할

때에도 담배를 피웁니까?

① 예 (1점)　　　　　　② 아니오 (0점)

계산한 점수의 합에 따라 니코틴에 대한 나의 의존도를 확인해볼 수 있습니다.

0~2점	3~4점	5점	6~7점	8~10점
매우 낮은 의존도	낮은 의존도	중간 정도의 의존도	높은 의존도	매우 높은 의존도

〈금연 결심하기〉

• 흡연기록을 작성합니다.

담배를 피울 때마다 시간, 장소, 흡연 욕구, 피울 때의 기분, 피운 양 등을 적어두는 작은 카드를 그림과 같이 만들어갖고 다니면서 자신의 흡연 습관을 자세히 알아보도록 합니다.

그림을 잘라 담뱃갑을 싼 셀로판종이 안에 끼워놓든지 하고 한 주일에 적어도 3~5일은 흡연 시마다 기록합니다.

이처럼 적어둔 흡연카드를 살펴보면 어떤 시간과 장소에서 무슨 기분일 때 주로 담배를 피우는지 알 수 있습니다. 흡연 욕구 평가에서 '강함'에 표시가 많이 된 경우에는 니코틴 의존도가 강하다는 걸 의미하므로 앞의 니코틴 의존도 평가 결과를 함께 고려해 금연을 시작할 때 니코틴 대체요법이나 약물요법을 이용해봅니다.

회 수	시 간	장 소	흡연량	흡연욕구			기 분		
				약함	보통	강함	☺	😐	☹
1									
2									
3									
4									
5									
6									
7									
8									
9									
10									

날짜 :

〈식생활 진단〉

나의 일상적 식생활도 다음의 자가진단표로 점검해봅시다.
여러분은 몇 점인가요?
점수가 59점 이하라면 현재 여러분의 식생활에 문제가 있을 수 있으므로 식생활 전문가(영양사)와의 상담이 요구됩니다.

식생활 자가 진단표

	평상시 나의 식생활은?	예 (5점)	가끔 (3점)	아니오 (1점)
1	하루 3번 식사를 하는 날이 일주일에 5일 이상이다.			
2	식사 속도는 평균 10~20분 또는 그 이상이다.			
3	과식하지 않는다.			
4	국과 김치를 제외한 3가지 이상의 반찬을 먹는다.			
5	영양소를 고려한 균형 잡힌 식사를 한다.			
6	잡곡밥을 거의 매일 먹는다.			
7	기름기가 적은 육류나 계란을 일주일에 5번 이상 먹는다.			
8	어패류(생선, 오징어, 조개 등)를 일주일에 3번 이상 먹는다.			
9	김치를 제외한 채소, 해조류, 버섯 등을 매 끼니 먹는다.			
10	신선한 과일을 매일 먹는다.			
11	우유나 유제품 (요구르트, 요플레 등)을 매일 1~2회 먹는다.			
12	외식할 때 음식이 짜다고 느낀다.			
13	심하게 탄 부분은 먹지 않는다.			
14	곰팡이가 핀 부분은 제거하고 먹는다.			
		아니오 (1점)	가끔 (3점)	예 (5점)
15	밑반찬, 젓갈류, 자반 등의 짠 음식을 매일 섭취한다.			
16	뜨거운 음식을 즐겨 먹는다.			
17	지방이 많은 육류(삼겹살, 갈비 등)를 3일에 1회 이상 먹는다.			
18	외식 시 숯불구이집이나 고깃집을 일주일에 1회 이상 간다.			
19	육가공식품(햄, 베이컨, 소시지 등)이나 라면, 인스턴트 식품을 1주일에 3회 이상 먹는다.			
20	단 음식 (아이스크림, 케이크, 스낵, 탄산음료, 꿀, 엿, 설탕 등)을 매일 섭취한다.			
총점				

다음은 점수대별로 좀 더 자세한 설명을 담은 식생활 평가표입니다.

평가 기준	평가 내용
80~100점	지금까지의 식생활은 양호하다고 할 수 있습니다. 즉, 건강을 유지하고 암을 예방할 수 있는 식생활을 하고 있다고 생각하면 됩니다. 앞으로도 현재의 식생활을 유지하면서 암 예방을 위한 식생활지침을 실천해가기 바랍니다.
60~79점	지금까지의 식생활에 큰 문제는 없으나 좋지 않은 식습관도 존재합니다. 암 예방과 건강한 삶을 위해 개선 노력이 필요하므로, 암 예방을 위한 식생활지침을 염두에 두고 생활하기 바랍니다.
0~59점	지금까지의 식생활에 문제가 있으며, 이러한 식생활을 계속할 경우 암에 걸릴 위험이 높습니다. 나쁜 식습관은 다른 만성질병도 일으키기 쉽습니다. 이 점을 마음에 새기고 암 예방을 위한 식생활지침에 따라 현재의 식생활을 변화시키기 바라며, 식생활 전문가와 상담하기를 권합니다.

〈음주 습관 진단〉

• 나의 알코올 의존도

미국의학협회, 세계보건기구, 그리고 미국 중독학회 등에서는 '조절 능력의 상실' 과 '부정적 결과' 에도 불구하고 계속적으로 알코올을 섭취하는 상태를 '알코올의존증' (알코올중독)이라고 정의하고 있습니다. 여러분의 알코올 의존도는 어떤지 확인해봅시다.

* 2번 질문에서 다른 술을 마실 경우의 환산 : 소주를 소주잔으로 그리고 맥주를 맥주잔으로 마시면 알코올 섭취량은 비슷합니다. 따라서 소주잔으로 1~2잔은 맥주잔으로 1~2잔과 같습니다. 이러한 방식으로 다른 종류의 술의 양도 환산하여 응답하시면 됩니다.

1. 술을 얼마나 자주 마십니까?	전혀 안 마심	0
	월 1회 미만	1
	월 2회~4회	2
	주 2회~3회	3
	주 4회 이상	4
2. 술을 마시면 한 번에 몇 잔을 마십니까? (소주 이외의 다른 술을 마시는 경우엔 표 아래의 주석을 참조해서 기록하십시오.)	소주 1잔~2잔	0
	소주 3잔~4잔	1
	소주 5잔~6잔	2
	소주 7잔~9잔	3
	소주 10잔 이상	4
3. 한 번의 술좌석에서 소주 7잔(또는 맥주 5캔 정도) 이상을 마시는 횟수는 어느 정도입니까? (여성의 경우는 소주 5잔 또는 맥주 3캔 이상)	전혀 없음	0
	월 1회 미만	1
	월 1회 정도	2
	주 1회 정도	3
	거의 매일	4
4. 지난 1년간 술을 마시기 시작해 자제가 안 된 적이 있습니까?	전혀 없음	0
	월 1회 미만	1
	월 1회 정도	2
	주 1회 정도	3
	거의 매일	4
5. 지난 1년간 음주 때문에 일상생활에 지장을 받은 적이 있습니까?	전혀 없음	0
	월 1회 미만	1
	월 1회 정도	2
	주 1회 정도	3
	거의 매일	4
6. 지난 1년간 술 마신 다음날 아침 정신을 차리기 위해 해장술을 마신 적이 있습니까?	전혀 없음	0
	월 1회 미만	1
	월 1회 정도	2
	주 1회 정도	3
	거의 매일	4
7. 지난 1년간 술이 깬 후에 술 마신 것에 대해 후회하거나 가책을 느낀 적이 있습니까?	전혀 없음	0
	월 1회 미만	1
	월 1회 정도	2
	주 1회 정도	3
	거의 매일	4
8. 지난 1년간 술이 깬 후에 취중의 일을 기억할 수 없었던 적이 얼마나 자주 있었습니까?	전혀 없음	0
	월 1회 미만	1
	월 1회 정도	2
	주 1회 정도	3
	거의 매일	4
9. 본인의 음주로 인해 본인 혹은 타인이 다친 적이 있습니까?	전혀 없음	0
	있지만 지난 1년 동안에는 없었음	2
	지난 1년 동안에 그런 적이 있음	4
10. 가족이나 의사가 당신의 음주에 대해 걱정을 하거나 술을 줄이라고 권고한 적이 있습니까?	전혀 없음	0
	있지만 지난 1년 동안에는 없었음	2
	지난 1년 동안에 그런 적이 있음	4

평가

점수는 총합으로 계산되며 각 항목별로 더한 총점이,
8점 미만 : 일반 음주자입니다. 현재 음주 습관에 문제는 없지만, 되도록 절주하도록 노력하세요.
8점 이상 : 위험 음주자로, 주의가 필요 → 알코올 전문가와 상담하세요.
12점 이상 : 문제 음주자로, 적절한 조치가 필요 → 알코올 전문가에게 치료받으세요.
20점 이상 : 알코올의존자(중독자)로, 입원치료가 필요합니다.

※ 알코올의존증은 이해와 사랑이 필요한 질병입니다. 환자, 가족, 치료진이 삼위일체가 되어 적극적으로 치료에 참여해야 합니다.

〈적정 신체활동〉

- 나의 신체활동 수준을 기록해봅시다.

제시된 표를 참고해 자신이 일주일 동안에 10분 이상 지속한 활동들을 요일과 활동 종류에 따라 분류해 기록합니다. 예를 들어 일주일에 2회 정도 테니스 운동을 하는 사무직 남성 '갑'은 아래와 같이 기록할 수 있습니다.

	월	화	수	목	금	토	일
운동/ 여가			테니스 (복식, 60분)				테니스 (복식, 60분)
이동	출퇴근 (걷기, 10분)	출퇴근 (걷기, 10분)	출퇴근 (걷기, 10분)	출퇴근 (걷기, 10분)	출퇴근 (걷기, 10분)		
직업활동		시내 출장 (걷기, 20분)					
가사활동						진공청소기 돌리기 (10분)	장보기 (30분)
합계	10분	30분	70분	10분	10분	10분	90분

'갑'의 활동을 살펴보면 중강도 이상의 신체활동을 30분 이상 하는 날이 일주일에 사흘(화·수·일요일)뿐이므로, 암 예방을 위한 최소 수준의 신체활동(주 5일 이상, 하루 30분 이상)을 하고 있지 않습니다.

자, 이제 나의 신체활동을 기록해볼까요.

	월	화	수	목	금	토	일
운동/ 여가							
이동							
직업활동							
가사활동							
합계							

• 당신은 권장되는 수준의 신체활동을 하고 있습니까?

암 예방을 위해 '주 5일 이상, 하루 30분 이상'의 신체활동을 하고 있나요? 그렇지 않다면 당장 활동을 늘려야 합니다. 그리고, 최소 요건만 충족하고 말 게 아니라 '주 5일 이상, 하루에 45~60분 혹은 이보다 조금 더'의 신체활동을 하는 편이 더욱 좋습니다.

• 신체활동 증진을 위한 계획 세우기에 앞서 자신의 건강 상태를 확인해볼까요.

아래 문항에 답해 보세요.

	예	아니오
1. 귀하는 의사가 권하는 운동만 하라고 들은 적이 있습니까?		
2. 귀하는 운동을 할 때 가슴에 통증을 느끼십니까?		
3. 귀하는 지난 한 달 동안 운동을 하지 않은 상태에서 가슴에 통증을 느껴보신 적이 있습니까?		

	예	아니오
4. 귀하는 현기증 때문에 균형을 잃거나 의식을 잃어본 적이 있습니까?		
5. 귀하는 운동에 장애가 되는 뼈나 관절의 문제가 있습니까?		
6. 귀하는 현재 혈압이나 심장질환 때문에 의사가 약을 처방하였습니까?		
7. 그밖의 귀하가 운동을 해서는 안되는 다른 이유가 있습니까?		

―위 질문에 하나라도 '예' 라고 답하였다면 : 매우 활동적인 신체활동을 시작하기 전, 혹은 체력 평가 전에 의사와 전화 통화를 하거나 직접 찾아가 위 설문지에 '예' 라고 답한 문항에 대해 상의하고 신체활동을 시작해도 좋은지 확인하시기 바랍니다.

―위 질문에 모두 '아니오' 라고 답하였다면 : 매우 활발한 신체활동을 시작해도 되지만, 명심할 점은 '시작은 천천히 점진적으로' 해야 한다는 것입니다. 그것이 가장 안전하고 쉬운 방법이기 때문입니다.

• 신체활동 증진을 위한 실천 계획을 세웁시다.

신체활동을 늘리는 데는 일상생활 속의 신체활동을 늘리는 방법과 여가시간을 이용해 운동을 하는 방법이 있습니다. 두 방법을 다 이용하는 게 가장 좋지만, 여가시간을 할애할 여건이 되지 않는 경우에는 일상에서의 신체활동을 늘리도록 노력하는 것이 좋습니다.

장소	일상생활에서 실천할 수 있는 신체활동	
	내용	점검하기
직장에서	출퇴근 시 한 정거장 먼저 내려서 걷기	
	엘리베이터나 에스컬레이터 대신 계단을 이용하기	
	가까운 거리는 걷거나 자전거를 이용해 출근하기	
	차를 가지고 출근할 경우 가능한 한 먼 곳에 주차하기	
	화장실이나 휴게실 이용 시 아래층이나 위층으로 가기	
	직장 동료에게 E-mail, 메신저, 전화 대신 직접 가서 업무 보기	
	걸어서 다녀올 수 있는 가능한 한 먼 곳에서 식사하기	
	점심시간에 동료들과 주변을 거닐며 대화하기	
	휴식시간에 커피 마시면서 걷거나 산책하기	
	틈틈이 스트레칭 하기	
	동료들과 신체활동 증진을 위한 목표 하나를 선정하기	
	앉아 있을 때는 허리와 가슴을 펴고 배에 힘을 주고 앉기	
	컴퓨터 앞에 스트레칭 그림 붙여놓기	
집에서	장보기는 당일 필요한 양만을 구입하며 자주 보기	
	가까운 거리는 걷거나 자전거를 이용하기	
	누워 있는 시간 줄이기	
	틈틈이 스트레칭 하기	
	가족이 함께 할 수 있는 활동적인 취미 만들기	
	아이들과 활동적인 놀이를 하기	
	엘리베이터보다 계단을 이용하기	
	전화통화는 서서 하기	
	TV를 볼 때 가정용 자전거를 타는 등 움직이기	
	TV를 볼 때 리모콘을 사용하지 않기	
이동 시간에	외출할 때는 걷거나 자전거, 인라인스케이트를 이용하기	
	목적지보다 한 정거장 먼저 내려서 걸어가기	
	버스나 지하철을 기다리면서 계속 몸을 움직이기	
	운전을 해야 할 경우 차에 타기 전 스트레칭 하기	
	버스나 지하철 안에서 서 있기	

이 밖에도 일상생활에서 실천할 수 있는 신체활동으로 무엇이 있는지 생각해봅시다.

〈비만도 측정하기〉

• 나의 체질량지수는?

체질량지수(body mass index, BMI)는 전반적인 체지방량을 간접적으로 측정하는 것입니다. 체중(kg 단위)을 신장(meter 단위)의 제곱으로 나누어 구합니다.

체질량지수(BMI) = 몸무게(kg) ÷ 키(m)^2
예) 163cm, 68kg인 사람의 체질량지수는
   68(kg) ÷ 1.63(m)^2 = 25.59(kg/m^2)

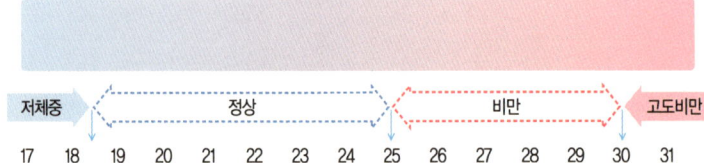

〈체질량 지수〉

• 나의 허리둘레는?

허리둘레 측정은 서 있는 자세에서 갈비뼈 맨 아랫부분과 골반뼈 상부의 중간 부위를 지면과 수평으로 재는 방법이 권장됩니다. 이렇게 잰 허리둘레가 남성은 90cm, 여성은 85cm를 넘으면 복부비만이라고 진단합니다.

나의 허리 둘레는 =   (cm)

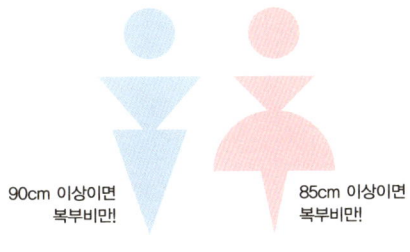

90cm 이상이면 복부비만!
85cm 이상이면 복부비만!

〈대한비만학회 제시 기준〉

— 정상인 경우 : 규칙적인 운동으로 건강을 유지하기 바랍니다.
— 비만, 복부비만인 경우 : 식사 조절과 활동량의 꾸준한 증가가 꼭 필요하며 정상 체중까지 줄여야 합니다.
— 고도비만인 경우 : 심각한 건강상의 문제가 생길 가능성이 높으니 빨리 전문의의 도움을 받으십시오.

4. 암 예방을 위한 건강 식품과 식단의 예

암을 예방하기 위해서는 자신의 신체 조건과 건강 상태에 알맞게 영양을 섭취해 표준체중을 유지하고, 다양한 식품을 먹음으로써 여러 가지 영양소를 치우침 없이 받아들여야 합니다. 이러한 균형 잡힌 식사를 위한 가장 좋은 방법은 매일의 식사에서 여섯 가지 식품군(곡류, 고기·생선·계란·콩류, 채소류, 과일류, 우유·유제품류, 유

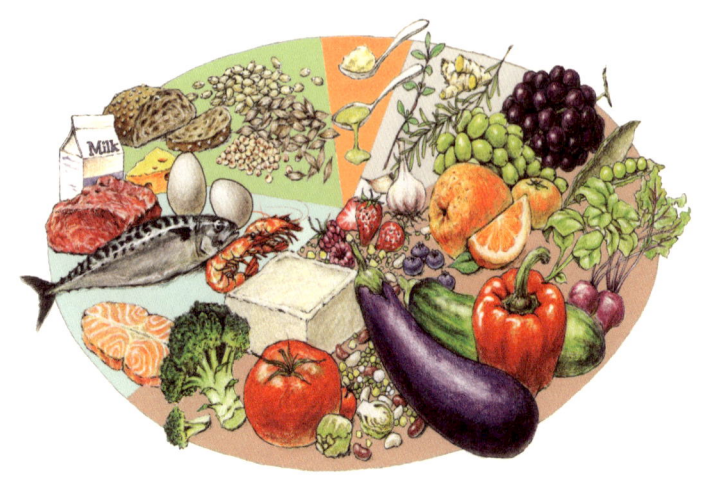

지 · 당류)을 골고루 섭취하는 것입니다.

  균형 잡힌 식사를 위해서는 매끼 곡류를 주식으로 해서 채소류 반찬 두세 가지에 단백질 공급원인 고기 · 생선 · 계란 · 콩류를 한두 가지 먹고, 유지 및 당류는 음식을 조리할 때 양념으로 조금 사용하면 됩니다. 과일류와 우유 및 유제품류는 매일 각각 1회 이상 간식으로 섭취합니다. 이들 여섯 종류 식품을 번갈아가며 골고루 먹도록 합니다. 이렇게 먹는다면, 암뿐만 아니라 비만, 당뇨병, 고혈압 같은 성인병들을 모두 예방할 수 있을 것입니다.

〈균형 잡힌 식단의 예〉 (상황에 따라 메뉴를 수정할 수 있음)

아침	점심	저녁
현미밥 미역국 쇠고기마늘장조림 호박나물 죽순표고버섯볶음 배추겉절이	영양밥 콩나물국 조기구이 계란말이 시금치나물/가지나물 깍두기	잡곡밥 얼갈이된장국 돼지불고기 상추쌈과 풋고추, 쌈장 양상추 샐러드 나박김치

간식 : 우유, 사과, 귤

─쌀밥 대신 잡곡밥으로 섬유질 섭취를 늘립니다.

─매끼 생채, 나물, 샐러드 등 채소 반찬을 섭취하고 하루 한두 차례 과일을 간식으로 먹습니다.

─볶음밥보다는 영양밥, 비빔밥 등의 메뉴를, 튀김보다 나물이나 볶음 등과 같은 조리법을 선택합니다.

─간식도 쿠키나 스낵보다 우유, 과일 등을 먹습니다.

─국은 가능한 한 싱겁게 조리하고, 국물보다는 건더기 위주로 먹습니다. 그리고 김치보다 겉절이를 많이 먹으면 소금 섭취를 줄일 수 있습니다.

─소시지나 햄 따위 육가공품보다는 두부, 계란 등의 자연식품을 선택합니다.

─술과 담배는 피합니다.

5. 국제암연구소(IRCA) 분류 기준에 의한 발암물질(Group 1) 목록 (2012년 6월 기준)

Acetaldehyde associated with consumption of alcoholic beverages	알코올음료 소비와 관련된 아세트알데히드	Coal-tar pitch	콜타르피치(역청)
		Coke production	코크스 제조
		Cyclophosphamide	사이클로포스파미드
Acid mists, strong inorganic	강한 무기(無機) 산성 스프레이	Cyclosporine	사이클로스포린
Aflatoxins	아플라톡신	Diethylstilbestrol	다이에틸스틸베스트롤
Alcoholic beverages	알코올음료	Engine exhaust, diesel	디젤 배기가스
Aluminium production	알루미늄 제조	Epstein-Barr virus	엡스타인바(E-B)바이러스
4-Aminobiphenyl	4-아미노바이페닐	Erionite	에리오나이트
Areca nut	빈랑(빈랑나무의 열매)	Estrogen therapy, postmenopausal	폐경 후 소포호르몬(에스트로겐) 치료
Aristolochic acid	아리스톨로크산		
Aristolochic acid, plants containing	아리스톨로크산 함유 식물	Estrogen-progestogen menopausal therapy (combined)	폐경 시의 소포호르몬(에스트로겐-황체호르몬(프로게스테론) 결합 치료
Arsenic and inorganic arsenic compounds	비소 및 무기 비소 화합물		
Asbestos (all forms, including actinolite, amosite, anthophyllite, chrysotile, crocidolite, tremolite)	석면(액티놀라이트 석면, 갈석면, 앤소필라이트 석면, 온석면, 청석면, 트레몰라이트 석면 등 모든 형태의 것) *석면을 포함한 무기질은 인간에게 암을 유발할 수 있는 물질로 간주됨 (예, 활석 또는 질석)	Estrogen-progestogen oral contraceptives (combined)	폐경 시의 소포호르몬(에스트로겐-황체호르몬(프로게스테론) 결합 경구피임약 (* 동시에 이러한 물질들이 자궁내막암과 난소암 예방 효과가 있다는 증거도 있음)
		Ethanol in alcoholic beverages	알코올 음료 속 에틸알코올(에탄올)
Auramine production	아우라민 제조	Ethylene oxide	산화에틸렌
Azathioprine	아자티오프린	Etoposide	에토포시드[항암제]
Benzene	벤젠	Etoposide in combination with cisplatin and bleomycin	시스플라틴, 블레오마이신과 결합된 에토포시드
Benzidine	벤지딘		
Benzidine, dyes metabolized to	벤지딘으로 대사되는 염료	Fission products, including strontium-90	스트론튬-90을 포함한 핵분열 생성물들
Benzo[a]pyrene	벤조[a]피렌		
Beryllium and beryllium compounds	베릴륨과 그 화합물	Formaldehyde	포름알데히드
		Haematite mining (underground)	적철광 채굴 (지하)
Betel quid with tobacco	담배와 함께 씹는 구장나무 잎		
Betel quid without tobacco	담배 없이 씹는 구장나무 잎	Helicobacter pylori (infection with)	헬리코박터 파일로리균 감염
Bis(chloromethyl)ether; chloromethyl methyl ether	비스(클로로메틸)에테르, 클로로메틸 메틸 에테르	Hepatitis B virus (chronic infection with)	만성 B형 간염바이러스 감염
Busulfan	부설판(백혈병 화학요법 약제)	Hepatitis C virus (chronic infection with)	만성 C형 간염바이러스 감염
1,3-Butadiene	1, 3 뷰타다이엔		
Cadmium and cadmium compounds	카드뮴과 그 화합물	Human immunodeficiency virus type 1 (infection with)	제1형 인간 면역결핍바이러스 감염
Chlorambucil	클로람부실	Human papillomavirus types 16, 18, 31, 33, 35, 39, 45, 51, 52, 56, 58, 59	인유두종바이러스 16, 18, 31, 33, 35, 39, 45, 51, 52, 56, 58, 59형
Chlornaphazine	클로르나파진		
Chromium (VI) compounds	6가 크로뮴 화합물		
Clonorchis sinensis (infection with)	간흡충 감염	Human T-cell lymphotropic virus type I	인체 T림프영양성 바이러스 1형
Coal, indoor emissions from household combustion of	가정에서의 석탄 연소에 의한 실내 배출물	Ionizing radiation (all types)	모든 종류의 이온화방사선
Coal gasification	석탄 가스화	Iron and steel founding (occupational exposure during)	철, 강철 주조 공정에의 직업성 노출
Coal-tar distillation	콜타르		

Isopropyl alcohol manufacture using strong acids	강한 산을 이용한 아이소프로필 알코올 제조
Kaposi sarcoma herpesvirus	카포시육종 헤르페스바이러스
Leather dust	가죽 분진
Magenta production	마젠타(자홍색) 염료 생산
Melphalan	멜팔란[항암제]
Methoxsalen (8-methoxypsoralen) plus ultraviolet A radiation	[광선요법에서] 메톡살렌(8-메톡시소랄렌) 투여 후 자외선 A 조사
4,4'-Methylenebis(2-chloroaniline) (MOCA)	4,4'-메틸렌비스(2-클로로아닐린), 약칭 MOCA
Mineral oils, untreated or mildly treated	정제 처리가 되지 않은, 혹은 약간만 처리된 광물유
MOPP and other combined chemotherapy including alkylating agents	머스타젠-온코빈(빈크리스틴)-프로카바진-프레드니손(MOPP) 병용요법과 기타 알킬화제를 포함한 다제(多劑) 병용 화학요법
2-Naphthylamine	베타나프틸아민
Neutron radiation	중성자 방사선
Nickel compounds	니켈화합물
N'-Nitrosonornicotine(NNN) and 4-(NNitrosomethylamino)-1-(3-pyridyl)-1-butanone (NNK)	N-나이트로소노르니코틴 4-(N-나이트로소메틸아미노)-1-(3-피리딜)-1-부탄온
Opisthorchis viverrini (infection with)	타이 간흡충 감염
Painter (occupational exposure as a)	도장공으로서의 직업적 노출
3,4,5,3',4'-Pentachlorobiphenyl (PCB-126)	3,4,5,3',4'-펜타클로로바이페닐 (PCB-126)
2,3,4,7,8-Pentachlorodibenzofuran	2,3,4,7,8-펜타클로로다이벤조푸란
Phenacetin	페나세틴
Phenacetin, analgesic mixtures containing	페나세틴을 함유한 진통제 혼합물
Phosphorus-32, as phosphate	인-32(인산염으로서)
Plutonium	플루토늄
Radioiodines, including iodine-131	요오드(옥소)-131를 포함한 방사성요오드
Radionuclides, alpha-particle-emitting, internally deposited	인체 내부에 유입된 알파입자 방출 방사성 핵종(核種)
Radionuclides, beta-particle-emitting, internally deposited	인체 내부에 유입된 베타입자 방출 방사성 핵종
Radium-224 and its decay products	라듐-224과 그 붕괴생성물
Radium-226 and its decay products	라듐-226과 그 붕괴생성물
Radium-228 and its decay products	라듐-228과 그 붕괴생성물
Radon-222 and its decay products	라돈-222와 그 붕괴생성물
Rubber manufacturing industry	고무 제조 산업
Salted fish, Chinese-style	중국식의 염장 생선
Schistosoma haematobium (infection with)	방광주혈흡충 감염
Semustine [1-(2-Chloroethyl)-3-(4-methylcyclohexyl)-1-nitrosourea, Methyl-CCNU]	세무스틴[항암제] [1-(2-클로로에틸)-3-(4-메틸사이클로헥실)-1-나이트로소요소, 메틸-CCNU]
Shale oils	혈암유(頁巖油)
Silica dust, crystalline, in the form of quartz or cristobalite	이산화규소 분진(석영이나 홍연석 형태의 결정질에서 나오는)
Solar radiation	태양복사(輻射)[태양에서 방출되는 전자기파의 총칭]
Soot (as found in occupational exposure of chimney sweeps)	그을음[굴뚝청소부가 직업적으로 노출되는 것 같은]
Sulfur mustard	머스터드 가스[화학무기의 하나]
Tamoxifen	타목시펜[항암제] (*동시에, 타목시펜이 유방암 환자에 있어 반대편 유방에도 암이 발생할 위험을 줄여준다는 결정적 증거도 있음)
2,3,7,8-Tetrachlorodibenzo-para-dioxin	2,3,7,8-테트라클로로다이벤조파라다이옥신
Thiotepa	티오테파[항암제]
Thorium-232 and its decay products	토륨-232와 그 붕괴생성물
Tobacco, smokeless	무연담배
Tobacco smoke, second-hand	간접흡연
Tobacco smoking	흡연
ortho-Toluidine	오르토톨루이딘
Treosulfan	트레오설판[항암제]
Ultraviolet radiation (wavelengths 100-400nm, encompassing UVA, UVB, and UVC)	파장 100-400nm(나노미터)의 자외선 (장파장, 중파장, 단파장 자외선을 모두 포함)
Ultraviolet-emitting tanning devices	자외선을 방출하는 태닝 기계
Vinyl chloride	염화비닐
Wood dust	목재 분진
X- and Gamma-Radiation	엑스선, 감마선

암예방 100문100답 • 편저자 소개 (가나다 순)

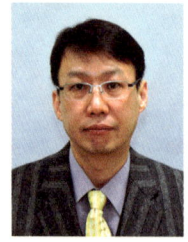

강한성

국립암센터 유방암센터

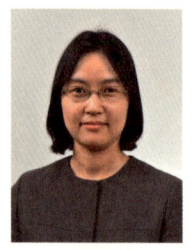

계수연

국립암센터
국가암관리사업본부 암정보교육과

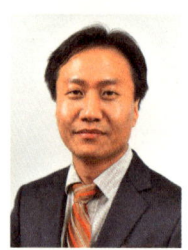

김 열

국립암센터 암예방검진센터

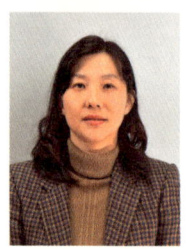

김정선

국립암센터 암역학예방연구부

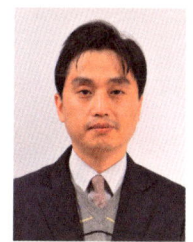

김학진

국립암센터 암예방검진센터

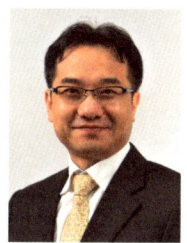

명승권

국립암센터 암예방검진센터

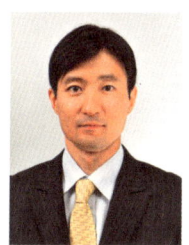

박기호

국립암센터
국가암관리사업본부 암정보교육과

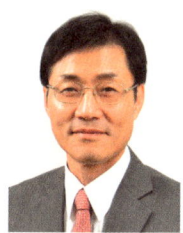

박상윤

국립암센터 자궁암센터

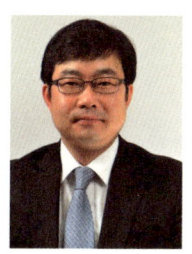

박상재

국립암센터 간암센터

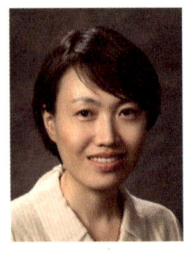

박은영

국립암센터
국가암관리사업본부 암정보교육과

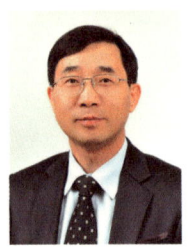

서홍관

국립암센터 국가암관리사업본부

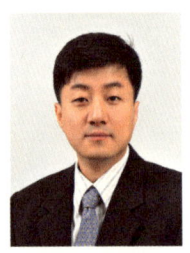

손대경

국립암센터 대장암센터

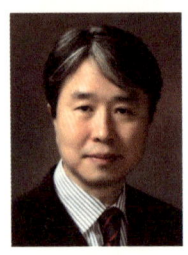

오재환

국립암센터 대장암센터

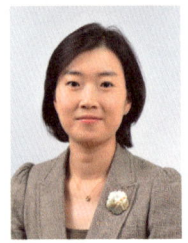

오진경

국립암센터
국가암관리사업본부 암예방사업과

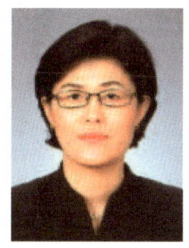

위경애

국립암센터 임상영양실

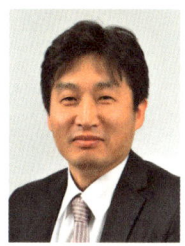

유 헌

국립암센터 특수암센터

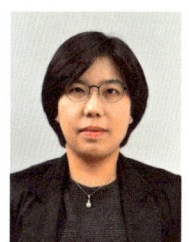

윤이화

국립암센터
국가암관리사업본부 암예방사업과

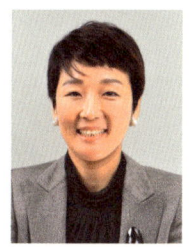

이찬화

국립암센터 암예방검진센터

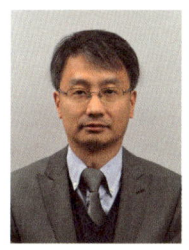

이창헌

국립암센터 분자종양학연구과

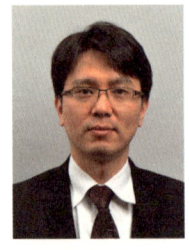

이희석

국립암센터 폐암센터

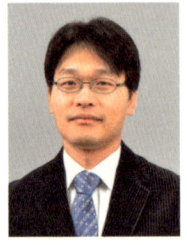

임명철

국립암센터 자궁암센터

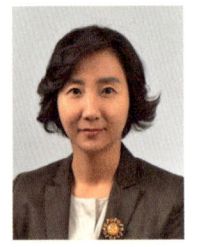

임민경

국립암센터
국가암관리사업본부 암예방사업과

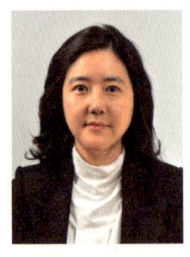

장윤정

국립암센터
국가암관리사업본부 호스피스완화의료사업과

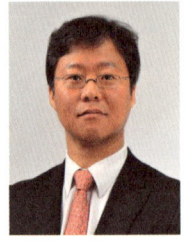

전재관

국립암센터
국가암관리사업본부 암검진사업과

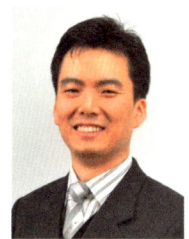

정경채

국립암센터 분자종양학연구과

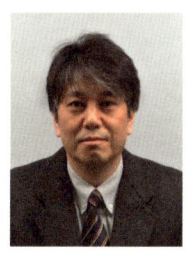

정진수

국립암센터 전립선암센터

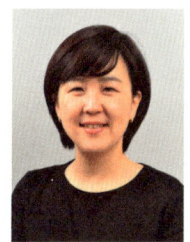

최귀선

국립암센터
국가암관리사업본부 암검진사업과

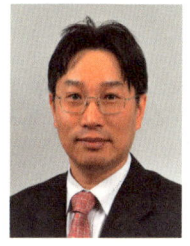

최일주

국립암센터 위암센터

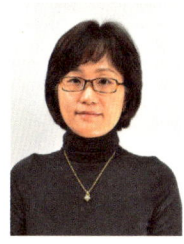

한지연

국립암센터 폐암센터

암예방 100문100답

초 판 1쇄 인쇄	2012년 12월 31일
초 판 1쇄 발행	2013년 1월 5일
편저자	국가암관리사업본부 암예방사업과
펴낸이	이진수
펴낸곳	국립암센터
등록일자	2000년 7월 15일
등록번호	일산 제 116호
주소	경기도 고양시 일산동구 일산로 323번지
출판	031)920-0808
관리	031)920-1375
팩스	031)920-1959
대표전화	15888-110
국가암정보센터	1577-8899
진료예약	031)920-1000
암예방검진센터	031)920-1212
홈페이지	www.ncc.re.kr

ISBN 978-89-92864-18-3   03510

잘못된 책은 구입하신 곳에서 바꿔드립니다.